人生100年時代を
幸せに生きる

幸福な老い

医学博士・奥田内科クリニック院長
元 名古屋市立大学医学部臨床教授
奥田宣明

医学博士
精神保健指定医
精神科専門医・指導医
奥田明子

現代書林

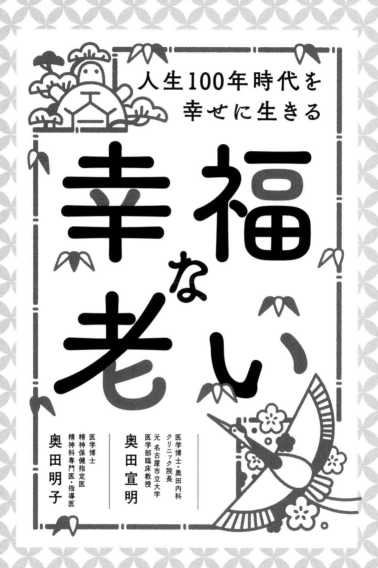

はじめに

2016年に『LIFE SHIFT(ライフ・シフト) 100年時代の人生戦略』(リンダ・グラットン、アンドリュー・スコット著)が出版され、私たちは従来とは異なる人生設計をしなければならないと、世界中で大きな話題になりました。同著の中で、「人生100年時代に見直しが必要になると語られているのは2つの資産である」とあります。

1つは定年後に必要な「老後資産」、もう1つはマルチステージを生き抜くためのスキル・人間関係・健康などの「無形資産」であるとされています。どちらも人生を充実させる上でとても重要なものです。

しかし、長年多くの患者さんに寄り添い続けてきたかかりつけ医としては、根本的な「生きる」ということを有意義なものにするために、何よりも「健康」であることが最も重要だと考えています。

健康な体があってこそ、やりがいのある仕事や勉強ができ、美味しい食事をとれ、他人と交友関係を築く活動ができるというものです。

では、100年ある人生を最期まで元気に謳歌されている方は果たして何人いるのでしょうか。

例えば、延命治療などで本人の意思に反して生かされている方が人生を謳歌しているとは言えるでしょうか。

大事なのは「健康寿命」と言われるように、大きな障害もなく、他人の世話になることもなく、健康体で自分の時間を自由に使える身体機能が必要ではないかと思います。

そのためにはどのようなことに気を付ければよいのか。

かかりつけ医として、高齢に伴って発症しやすい病気のメカニズムと、それぞれの対策について、わかりやすく解説していきます。

高齢となっても自分の人生を謳歌している方は、趣味や物事に対する興味が多く、今を楽しみながら常に先を見て生活しています。自分自身の健康についても同様に興味・関心を持ち、疑問があればいろいろ学び、自ら解決することで漠然とした不安を少なくしています。

一般的な話としても、知らないということは不安につながります。

人生を謳歌するのに必要なことは、「健康」でかつ「必要以上の不安をなくす」こと、さらに「楽しめる対象を持ち、それを愛でる心がある」ことだと考えています。

このようなことが安心にもつながり、心身共に幸福に老いる秘訣となるのではないかと思います。

一説によると、100歳を超えると人生を達観できるようになるため、いろいろな欲も不安も少なくなり幸福感が増すようです。

ということは、**100歳まで健康な状態を維持できれば、サクセスフルエイジング**

(successful aging)、いわゆる「幸福な老い」と言えるのではないでしょうか。
健康への不安をなくす上で、まず、現時点で健康であるということが大前提です。そのために、生活習慣をしっかりと見直し、日ごろから予防に努めることが大切です。

男性では、高血圧、糖尿病、脂質代謝異常症などの生活習慣病の予防が大切です。日本人の約1割の男性は、90歳まで健康体のまま自立度を維持できていますが、約2割の男性は、70歳になる前に健康を損ねて死亡するか、重度の介助が必要となっています。その原因の多くが生活習慣病であることがわかっています。

女性では、閉経に伴い女性ホルモンが低下することで、認知症、骨粗鬆症などの発症が男性よりも多く、また、運動不足からくる筋力低下なども起こります。そのため、これらの予防が重要となります。

近年、サルコペニアやフレイルという言葉をよく耳にします。サルコペニアは筋肉量や筋肉の低下による身体機能の低下であることに対し、フレイルは身体的だけではなく、精神的・心理的・社会的な衰弱や虚弱を含みます。

人が幸福であり続けるためには、自分自身が健康体であることに加え、人や社会とのつながりを保ち続けることが求められています。**誰もが安心して老いを迎え、長生きすることを真に祝福することができる社会こそが望ましい社会**と言えるのではないでしょうか。

私たちは、人は皆、ある程度正しい健康に関する医学知識を持つことで健康への不安が軽減され、人生を謳歌することにつながると考えています。

巷にはあり余る医学情報が出ていますが、一部の情報は不安をあおり、結果として高額な商品を買わせたりしているのが現状です。必要以上の不安が常にある状態では、「幸福な老い」とは程遠いものですし、むしろ健康を害することにもなりかねません。

本書では、健康に対する重要な医学的知識を最も簡単に、どなたにでもわかりやすく読んでいただけることを目的としました。
ひとりでも多くの方に幸せな人生を謳歌して欲しいと願っています。

2023年8月

奥田宣明
奥田明子

第3章 体の病気を知る

第4章 心・精神の病気を知る

第5章 人体のしくみを知る

第6章 診療所でよく遭遇する症状と疾患

第7章 「幸福な老い」とかかりつけ医

第1章

病気とは何かを知る

ホメオスターシス

まずは、人体の構造のお話です。ヒトの体は1kgあたり**1兆個の細胞集団で構成**されています。体重が60kgの方は60兆個の細胞集団と言えます。

この細胞同士の情報伝達は、神経やホルモンで取り行われています。細胞集団で構成されている一個体としてのヒトは、この神経やホルモンのおかげで、目的に向かって調和の取れた行動をすることができるのです。

体の中では、体温や血圧、血中成分（糖、タンパク質、脂肪や電解質など）や血液の量などの内部環境が**常に同じように安定した状態に保たれるようになっており、これをホメオスターシス（恒常性）**と言います。

例えば、体温の調節を考えてみましょう。外気温が上がったり下がったりしても私たちの体温はほぼ一定に保たれています。これは体内で体温を調節するホメオスターシス

図1―ホメオスターシス

ホメオスターシスは内部環境を一定に保つ役割をしています。
「自律神経」「内分泌」「免疫」3つの機能のバランスによって成り立っています。

自律神経	体の働きを調節する
内分泌	ホルモン分泌をつかさどる
免疫	外部から侵入する異物から守る

さまざまな外部環境の変化（＝ストレス）による影響を受けたとしても、この体内環境のバランスを保つことで健康を維持しています。

の働きがあるからです。

次ページの図2のようにホメオスターシスによって、内的環境あるいは外的環境が変化しても自律神経系や内分泌系、免疫系の働きによって体の状態を平衡に保とうとして安定的に維持され秩序を保つことができているのです。

この**ホメオスターシスの破綻が、いわゆる病気**です。

特に、生活習慣が悪いと安定した状態が保たれず、高血圧や糖尿病、脂質代謝異常症などの生活習慣病が引き起こされます。

図2－自律神経とストレス

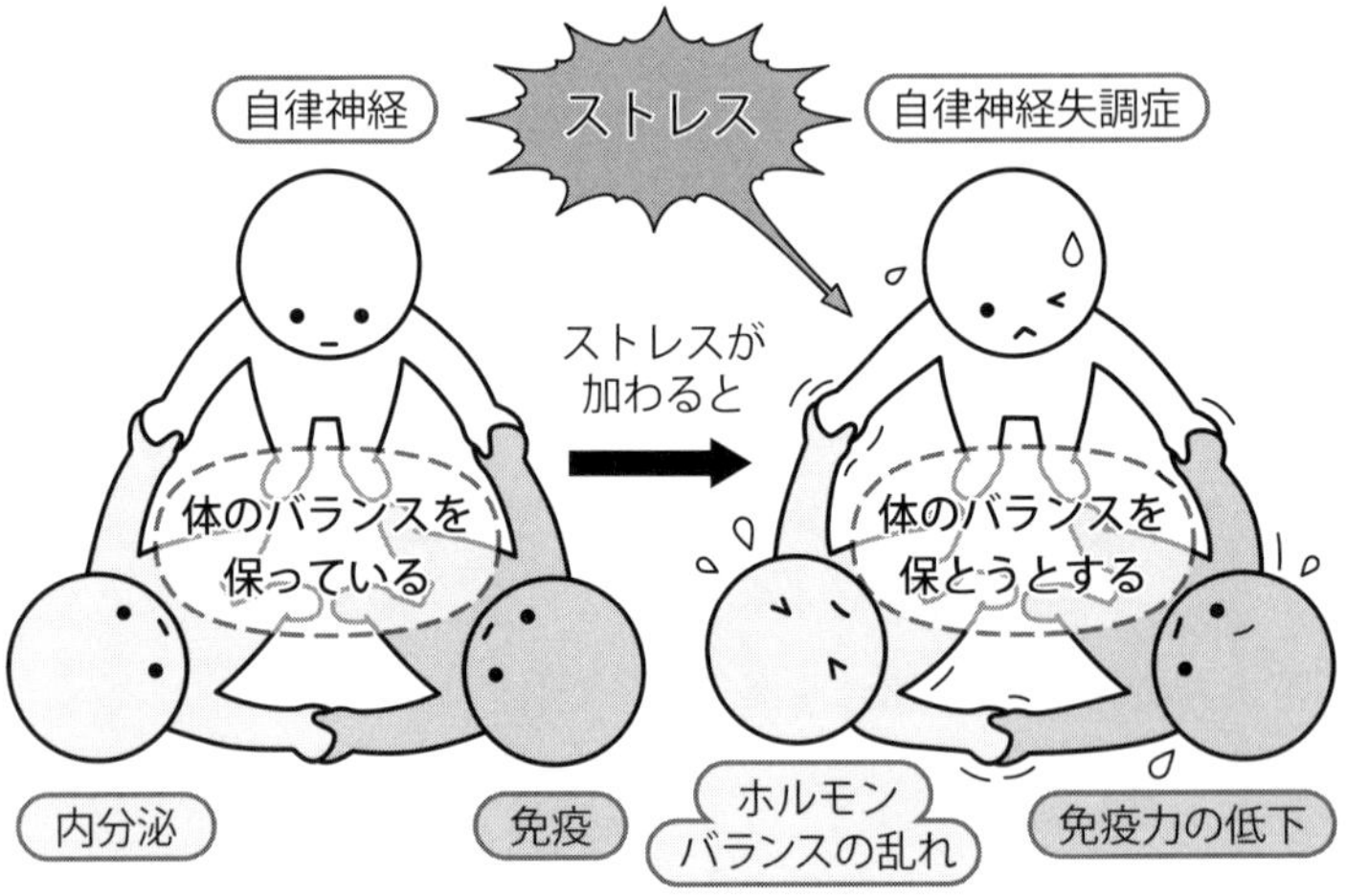

生活習慣病によって体の老化が早くなります。血管が硬くなり、動脈硬化を起こすことで脳卒中や心筋梗塞が発症します。また、免疫力が低下し、感染に対する抵抗力が下がり、がんや感染症にもかかりやすくなります。

逆に、恒常性の平行移動というか、機能の拡張などが起きて個体の安定性が良い方向に維持される場合、特に**何世代にもわたって、環境などに合うように変化した状態を「適応」と言います**。

例えば、魚の形を例にとってみると、秋刀魚のように速く泳ぐ魚は流線形になる一方、砂の中に隠れて生活する平目などは平

図3－環境変化

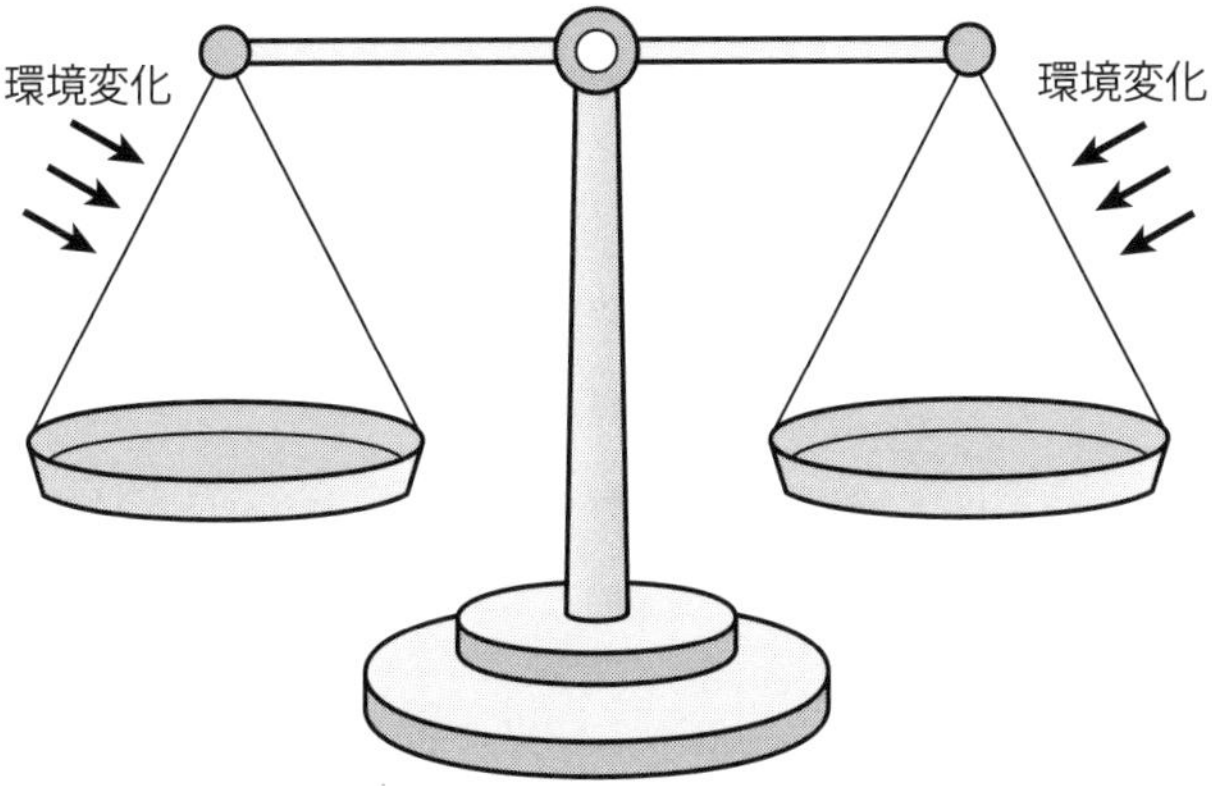

外部の環境変化に影響されながらも平衡を保とうとします

坦になるような変化です。

もっと短い期間でも「適応」は起こりえます。

一流になるまで体を鍛えた選手では、水泳選手、重量挙げの選手、マラソン選手の体型がそれぞれ異なるように、そのスポーツに「適応（もしくは対応）」した体型に変わっていきます。

このような変化は一代で終わらず、次の世代に受け継がれることがあります。これは、一部の遺伝子に変化が起きるためと考えられます。

基本的には、内部環境を一定に保つ役割

であるホメオスターシスの破綻が病気を引き起こします。
健康を保つためには、規則正しい生活習慣が必要です。
不規則な生活をしていると、次に示す、生活習慣病になってしまいます。

第2章

生活習慣病を知る

メタボリックシンドローム

生活習慣病とは、不健康な食事や運動不足、睡眠問題や過度のストレス、喫煙などの生活習慣の影響によって引き起こされる、高血圧、糖尿病、脂質代謝異常症、肥満などのことです。

生体反応では直線的な相関関係になっていることはほとんどなく、指数関数的な関係をとります。生活習慣病と、主に動脈硬化が関係する脳卒中や心筋梗塞などの心血管病も、生活習慣の乱れと指数関数的に増加します。

具体的にどの程度のコントロールであれば、危険性はどの程度かというと、次ページの図4のように**すべての危険因子が指数関数的に危険度を上昇させます**。一般的にこの「高血圧」、「糖尿病」、「脂質代謝異常症」の3つの危険因子が合併した状態に「肥満」

図４−メタボリックシンドローム

すべての危険因子は指数関数的に危険度が上昇

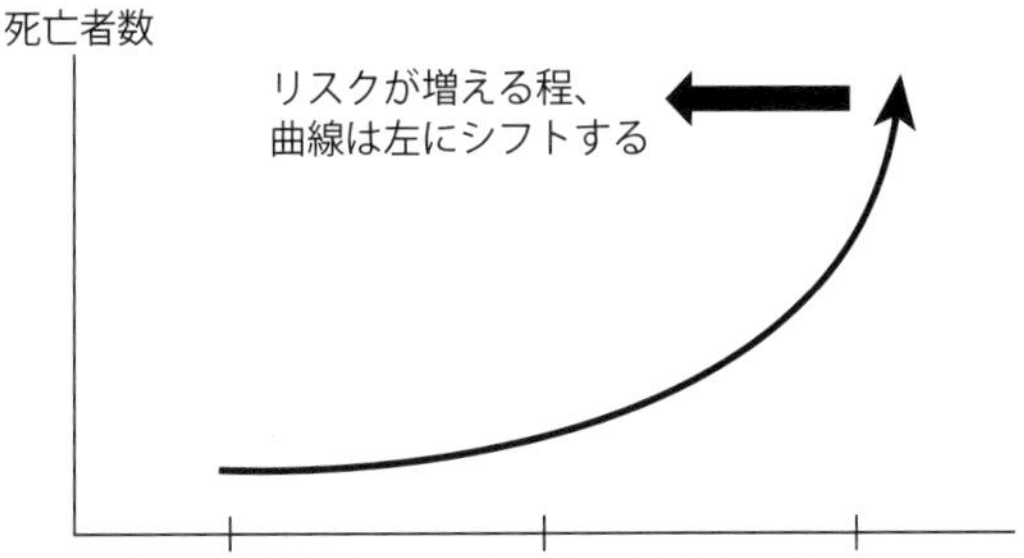

高血圧（mmHg）	120/80	130/85	140/90
糖尿病（HbA1c:%）	6	7	8
脂質代謝異常症（nonHDL-chol:mg/dl）	150	175	200

などが追加された場合、特にメタボリックシンドロームと言われます。

健康診断では、このメタボリックシンドロームではないかをチェックしているといっても過言ではありません。

２０２２年の統計によると、日本では年間１４４万人の方がなくなっています。

ここでは死亡数から疾患を区別しましたが、**患者さんは何らかの症状があると死ぬのではないか、これからどうしたらいいのか、と必要以上に不安になることがあります。**

健康に、年をとっていくためにはどうし

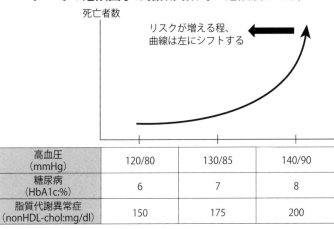

たらいいのか。

すべての病気はつながっており、予防や疾患コントロールには、気を付けなければいけない共通点があります。

それが生活習慣です。

生活習慣の考え方

健康体で生きるには、基本的な生活習慣の是正が大切になります。

具体的に言うと、**「食事」**、**「運動」**、**「睡眠」**、**「ストレスのコントロール」などの管理が重要**です。

では、1つずつ、具体的にお伝えします。

食事

食品には五大栄養素と言われるものがあります。それは、食品に含まれる5つの栄養素である炭水化物（糖質）、タンパク質（アミノ酸）、脂肪（脂質）、無機質（ミネラル）、ビタミンです。また、五大栄養素に食物繊維を加えて六大栄養素と呼ぶこともあります。

これらの栄養素をバランスよく摂ることが大原則になります。

日々の食事では、炭水化物（糖質）、タンパク質（アミノ酸）、脂肪（脂質）、無機質（ミネラル）、ビタミンと、食物繊維、水分量などをバランスよく摂取しているかを意識しましょう。

もちろん、個々の状態によって食事の仕方も変わります。

――食事療法

五大栄養素の中でも、三大栄養素である、炭水化物（糖質）、タンパク質（アミノ酸）、脂肪（脂質）を中心に考えていきます。あまり難しく考える必要はありません。自分の注意できる範囲で食事に気を付け、それで良いかどうかは、年2〜3回の採血で血糖値や総タンパク、コレステロールや中性脂肪などを把握していきます。

一応簡単に述べると、自身の標準体重を知ることが大切です。20歳のときの体重を参考にしたり、体格指数（ＢＭＩなど）や体脂肪量、代謝量などを参考にして自分の理想の体重を決めます。

炭水化物（糖質）はエネルギー源や神経の栄養源として重要です。なくてはならないものですが、過剰に摂取すると糖尿病になります。適正な量を摂取しましょう。

タンパク質（アミノ酸）は、体の構成成分やホルモンとして重要ですが、１００ｇのお肉でもせいぜい30ｇのアミノ酸しか入っていません。タンパク質は意識してとらないと不足する可能性もあります。

脂肪（脂質）については、脂質低下症になることはあまりないため、過剰摂取に注意します。炭水化物（糖質）とタンパク質（アミノ酸）から必要な量を決めた後に、残りの体重調整に使います。脂肪１kgは約９０００kcalもありますから、１日１時間の歩行（体重60kgの人で約３００kcalの消費）では消費するのに約1か月かかります。一度ついた皮下脂肪はなかなか取れませんので注意が必要です。

炭水化物（糖質）、タンパク質（アミノ酸）、脂肪（脂質）の三大栄養素以外に重要なのがカルシウム、マグネシウムなどの無機質（ミネラル）やビタミンです。

無機質は、主に水分やミネラル（ナトリウム、カルシウム、鉄など）、海の物に多く含まれています。

ビタミンは、主に野菜や果物に多く含まれます。

また、食物繊維を加えて、六大栄養素と呼ばれていますが、食物繊維は血糖の急激な上昇を抑える働きをしています。

この六大栄養素を自身の体質に合わせてバランスよく摂取しましょう。

糖尿病（血糖やHbA1cの異常値）や脂質代謝異常症（コレステロールや中性脂肪の異常値）などが気になる方は、必要なカロリーや栄養素のバランス、食べ方などに注意が必要です。詳しくは人それぞれ異なりますから医師や栄養士と相談してください。

適正体重にもっていくには、1日に必要なカロリーがどのくらいになるのかを計算します。年齢や日々の運動量によって計算できるようになっています。次ページの図5に簡単な表を載せておきますが、詳しく知りたい方はかかりつけ医に相談してみてください。

図５－１日に必要なカロリーの表

推定エネルギー必要量（kcal/日）

性　別	男　性			女　性		
身体活動レベル	Ⅰ（低い）	Ⅱ（普通）	Ⅲ（高い）	Ⅰ（低い）	Ⅱ（普通）	Ⅲ（高い）
18〜29歳	2,300	2,650	3,050	1,700	2,000	2,300
30〜49歳	2,300	2,700	3,050	1,750	2,050	2,350
50〜64歳	2,200	2,600	2,950	1,650	1,950	2,250
65〜74歳	2,050	2,400	2,750	1,550	1,850	2,100
75歳以上	1,800	2,100	ー	1,400	1,650	ー

出典：「日本人の食事摂取基準」（2020年版）

身体活動レベルとは１日あたりの総エネルギー消費量を１日あたりの基礎代謝量で割った指数
レベルⅠ…生活の大部分を座って過ごす人
レベルⅡ…座っていることが中心の生活だが移動や立ち作業、軽い運動をする人
レベルⅢ…立ち作業が多い人、あるいはジムなどでのトレーニングや活発な運動習慣をもっている人

１日に必要なカロリーの量が決まったら、栄養素のバランスです。

総カロリーの半分以上は炭水化物（糖質）から摂取し、体重1kgあたり1g程度のたんぱく質（アミノ酸）をとります。炭水化物（糖質）、タンパク質（アミノ酸）、脂肪（脂質）、無機質（ミネラル）、ビタミン、食物繊維や水分量などをバランスよく摂取し、定期的に血液検査で、糖尿病、脂質代謝異常症、その他の異常値がないかを確認します。

血液検査で異常値がある場合には、必要なカロリー、栄養素のバランス、食べ方の注意点（基本は１日３回よく噛んで

ゆっくりと食べること）などを栄養相談で指導してもらいます。

栄養指導の際には、疾患ごとの違い、例えば、腎不全のある方でのタンパク質の制限や、高血圧の方の塩分の制限などが重要となります。個々の体質によりケースバイケースですので、不安なときには主治医や栄養士などへの相談が必要です。

最近では糖尿病の方も多くなってきたので、皆さん血糖値が気になるようです。リブレという血糖値の連続測定が可能な装置を付けることにより、随時の血糖値を知ることができます。どのような行動（お菓子やアルコールなど）が良くないのか、自分の行動の悪い所がわかり行動変容に役立ちます。

食べ方の順番も大切です。お祝いの席でのコース料理や、ステーキ店で出る料理の順番を想像してください（図6、34ページ）。

最初に、前菜やサラダなどが出てきます。前菜やサラダには食物繊維が含まれていますが、食物繊維には血糖の急激な上昇を防ぐ働きがあります。

その次に水分が主体となる汁物であるスープや味噌汁などが出てきます。水分には、満足感や満腹感を感じやすくさせる働きがあります。満腹感を早めに感じたい人やダイエットをしている人は汁物から召し上がっていただくこともいいかと思います。

その後、メイン料理のタンパク質である、肉料理や魚料理、ステーキなどが出てくるという順番になっています。タンパク質は体を構成するものですから、メイン料理としてふさわしいものです。

そして最後に炭水化物（糖質）であるごはんやパン、余力があればデザートを食べるという流れです。炭水化物（糖質）はエネルギー源となる大切なものですが、過剰に取り過ぎてしまうと血糖値を上げ糖尿病などになってしまうので、最後にとるのがおすすめです。

食べる順番を意識するだけですので、ぜひ実践して見てください。

――食事指導箋《せん》

食事の種類、量、時間などを決める食事の処方箋である食事指導箋も参考にします。

食事指導箋は患者さんの食事について、一人ひとりの好みや背景を考えながら、管理

図6―食べ方の順番

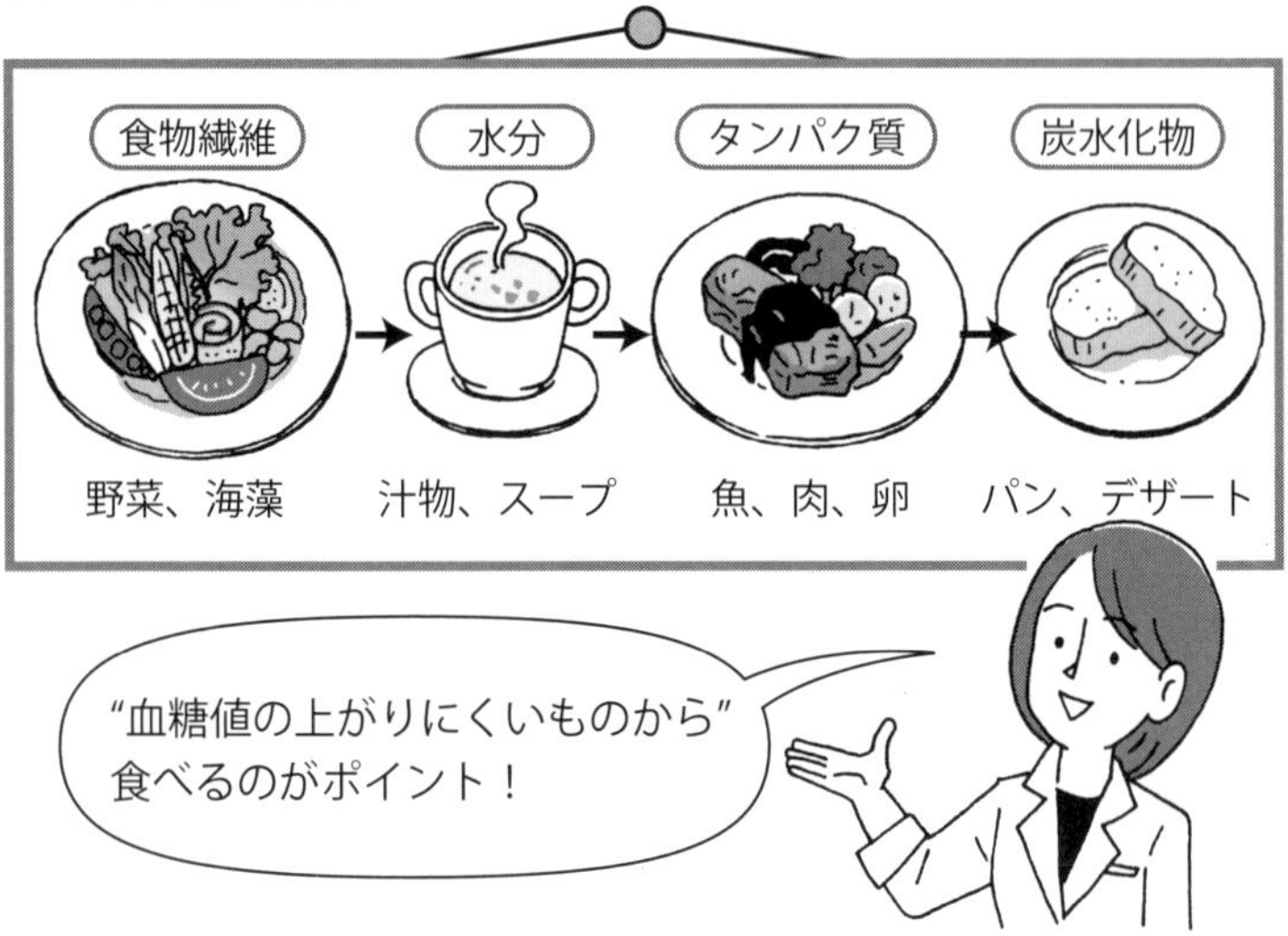
食物繊維
水分
タンパク質
炭水化物
野菜、海藻
汁物、スープ
魚、肉、卵
パン、デザート
“血糖値の上がりにくいものから”
食べるのがポイント！

栄養士が献立を考えていくというものです。

管理栄養士がいる病院やクリニックでは食事指導箋を作成してもらえます。希望があれば相談してみるといいでしょう。

自分がどんなものをどれだけ食べればいいのかを知ることで、食事に対する不安の軽減にもつながると思います。自分の好きなものを食べて100歳まで健康な体を保ち、元気に幸せに「幸福な老い」を目指していきましょう。

運動

人間は動物、すなわち「動く物」です。そのため、毎日しっかりと動きましょう。適度な運動をすることで健康な体を維持することができます。

――運動療法

運動療法とは、運動を行うことで病気の予防や管理を行っていくものです。運動療法は、運動の種類、運動をする時間、運動の強度などを考えながら行っていきます。

運動の種類の基本としては、歩行、ジョギング、スクワットなどがありますが、これらを組み合わせることが大切です。

運動をする時間については、何となく体調不良のときは止める、太陽が昇る前には運動しないなど、自分なりのルールを設けるといいでしょう。

また、エネルギーは最初、糖が分解され、その後に中性脂肪などが分解されて作られるため、糖と脂肪の分解には時差があります。糖代謝異常を気にする（血糖を下げたい）場合は30分程度の運動を数回行い、脂質代謝異常を気にする（中性脂肪を下げたい）場合は連続して1時間程度の運動をするとよいでしょう。


運動の強度の指標は図7のボルグ指数という、運動中の自覚的強度を参考にする方法の他、年齢や心拍数、最大酸素摂取量、嫌気性代謝閾値などを参考にします。

一般的には自分がちょっときついな、と感じる程度の強度で運動を行っていくことが望ましいとされています。

図7—ボルグ指数

区分	指数	自覚症状
	6	
	7	非常に楽である
	8	
	9	かなり楽である
	10	
適度	11	楽である
適度	12	
適度	13	ややきつい
負担	14	
負担	15	きつい
負担	16	
負担	17	かなりきつい
負担	18	
負担	19	非常にきつい
負担	20	

ボルグ指数では「非常に楽である」から「非常にきつい」までの自覚症状を６～20の数値で表されています。

——運動療法処方箋

運動療法処方箋とは、今までにかかった病気や現在の生活習慣、血圧などの基本情報と、運動療法の適応や可否、運動の種類、継続時間、運動の頻度、運動の強度、運動する際の注意点などを示している処方箋のことです。

運動療法処方箋に興味がある方は、かかりつけの医師、または指定運動療法施設の提携医療機関の医師に訪ねてみてください。必要に応じて運動療法処方箋を作成してもらえます。

睡眠

1日の3分の1の時間に相当すると言われている睡眠。

睡眠を意識することは非常に重要です。

寝つきはいいか、途中で必要以上に起きたりしていないか。また、朝早く起きてしまっていたり、起床時にスッキリ起きられないなどの問題があれば改善が必要になります。

21世紀における国民健康づくり運動（健康日本21）でも食事、運動、禁煙・節酒などと並んで睡眠の問題に積極的に取り組んでいます。

不規則な食事に運動不足、ニコチンやアルコール過飲によっても睡眠状態は悪化します。また、糖尿病などの生活習慣病がある方は、一般的に睡眠の質が悪いとも言われています。

睡眠の環境も整えましょう。

睡眠に適した温度は、夏は高め、冬は低めになるものの、概ね16～26℃の範囲におさまるようにして、寝具の中は33℃前後になるように調節します。

また、湿度については、40～60％程度が良いとされています。

空調以外にも、寝る前には携帯電話やパソコンなどからの視覚刺激を受けないことなど、規則正しい生活習慣を心がけましょう。

大切なことは、眠くなってから床につくこと、そして何時に寝たとしても朝は毎日、自分が決めた同じ時間に起きることです。そうすることで規則正しい睡眠覚醒の生活習慣が身につきます。

規則正しい生活習慣を心がけることは、良質な睡眠を保つことにもつながります。逆に言えば睡眠障害もまた、生活習慣病の1つと考えるべきだと思います。参考までに、厚生労働省が提唱する睡眠指針12箇条（図8、40ページ）を載せておきます。

図8ー睡眠指針12箇条

健康づくりのための睡眠指針２０１４

～睡眠 12 箇条～

1 良い睡眠で、からだもこころも健康に
2 適度な運動、しっかり朝食、ねむりとめざめのメリハリを
3 良い睡眠は、生活習慣病予防につながります
4 睡眠による休養感は、こころの健康に重要です
5 年齢や季節に応じて、ひるまの眠気で困らない程度の睡眠を
6 良い睡眠のためには、環境づくりも重要です
7 若年世代は夜更かし避けて、体内時計のリズムを保つ
8 勤労世代は疲労回復・能率アップに、毎日十分な睡眠を
9 熟年世代は朝晩メリハリ、ひるまに適度な運動で良い睡眠
10 眠くなってから寝床に入り、起きる時刻は遅らせない
11 いつもと違う睡眠には、要注意
12 眠れない、その苦しみをかかえずに、専門家に相談を

出典：厚生労働省

寝つきが悪い（入眠困難）、夜中に途中で起きてしまう（中途覚醒）、朝早く起きてしまった（早朝覚醒）り、夜間の頻尿などによる睡眠障害をなくし、昼間の眠気もなく熟眠感（起きたとき爽快な感じ）を持てるように過ごすことが大事です。

睡眠状態に疑問を感じたら、かかりつけ医もしくは睡眠専門医に相談をしてみましょう。

ストレスのコントロール

ストレスとは、外部から刺激を受けたときに生じる緊張状態のことを言います。外部からの刺激には、天候や騒音などの環境的要因、病気や睡眠不足などの身体的要因、不安や悩みなど心理的な要因、そして人間関係がうまくいかない、仕事が忙しいなどの社会的要因があります。過剰なストレスは病気を引き起こします。

――ストレスの評価

まったくのストレスフリーは最大のストレスという言葉もあります。ヒトにはある程度のストレスが必要です。見る景色も変わらず、聞こえる音もなく、温度もすべて変わらない部屋にずっと一人で過ごさなくてはならないとなったら、それこそ耐えられないと思います。

ストレスは交感神経を刺激します。血圧や心拍を上げ、戦闘モードにします。快ストレスと不快ストレスという言葉がありますが、自分にとって何が快ストレスで何が不快ストレスかを分析することも必要かもしれません。

ではストレスとどのように向き合っていけばよいのでしょうか。

――ストレス対応

適度な刺激（快ストレス）を多くし、極度な刺激（不快ストレス）を少なくするように心がけます。このとき、自律神経（交感神経と副交感神経）の存在を意識し、心拍が速くなったり、気分が悪くなったりするような交感神経の過度な緊張は避けましょう。

ストレス軽減には**睡眠も非常に重要**です。寝る前には外部からの刺激を少なくする必要があります、部屋を明るくしすぎたり、携帯電話などの電子機器をずっと触って明るい画面を見たりしていては、刺激が多すぎて交感神経が過度に緊張するために寝られなくなります。

寝つき不良や途中覚醒、夜間頻尿などによる睡眠不良をなくし、昼間の眠気もなく熟眠感（起きたとき爽快な感じ）を持つことが大切です。

手っ取り早い解消法は運動です。汗をかくくらいに体温を上げると効果的です。体温は、運動して温かくなった後に冷たくなっていきますが、その温度変化の過程で眠気が来ると言われています。

食事も過度なストレスの軽減に役立ちますが、肥満や代謝異常に関係しますから注意が必要です。

仕事上のストレスに対しては、職業上のストレス評価表があります。達成感、協調性、物の考え方（メンタルの問題）などが関係しており、自分の仕事を代わってもらえるか（他の人ではできない仕事）、作業時間と給与などの満足度はどうかや、相談できる仲間の有無も関係することがあります。

次ページの図９「職業性ストレス簡易調査票」を参考にされるとよいでしょう。

判定が複雑なので、合計点数を用いた判定方法のみ記載します。詳しくは専門書をご覧ください。

図 9－職業性ストレス簡易調査票

職業性ストレス簡易調査票（57 項目）

A）あなたの仕事について：職業性ストレスの因子を分析
B）最近 1 か月間のあなたの状態について：ストレス反応の分析
C・D）あなたの周りの方々・満足度について：ストレス因子とストレス反応との関係を修飾する因子の分析

以上の項目を踏まえた 57 項目を回答することで、回答者の状況を分析し、要因の改善やセルフケアに努めるのです。

A　あなたの仕事についてうかがいます。
最もあてはまるものに○を付けてください。

	そうだ	まあそうだ	ややちがう	ちがう
1. 非常にたくさんの仕事をしなければならない	1	2	3	4
2. 時間内に仕事が処理しきれない	1	2	3	4
3. 一生懸命働かなければならない	1	2	3	4
4. かなり注意を集中する必要がある	1	2	3	4
5. 高度の知識や技術が必要なむずかしい仕事だ	1	2	3	4
6. 勤務時間中はいつも仕事のことを考えていなければならない	1	2	3	4
7. からだを大変よく使う仕事だ	1	2	3	4
8. 自分のペースで仕事ができる	1	2	3	4
9. 自分で仕事の順番・やり方を決めることができる	1	2	3	4
10. 職場の仕事の方針に自分の意見を反映できる	1	2	3	4
11. 自分の技能や知識を仕事で使うことが少ない	1	2	3	4
12. 私の部署内で意見のくい違いがある	1	2	3	4
13. 私の部署と他の部署とはうまが合わない	1	2	3	4
14. 私の職場の雰囲気は友好的である	1	2	3	4
15. 私の職場の作業環境（騒音、照明、温度、換気など）はよくない	1	2	3	4
16. 仕事の内容は自分にあっている	1	2	3	4
17. 働きがいのある仕事だ	1	2	3	4

B　最近 1 か月間のあなたの状態についてうかがいます。
最もあてはまるものに○を付けてください。

	ほとんどなかった	ときどきあった	しばしばあった	ほとんどいつもあった
1. 活気がわいてくる	1	2	3	4
2. 元気がいっぱいだ	1	2	3	4
3. 生き生きする	1	2	3	4
4. 怒りを感じる	1	2	3	4
5. 内心腹立たしい	1	2	3	4
6. イライラしている	1	2	3	4
7. ひどく疲れた	1	2	3	4
8. へとへとだ	1	2	3	4

9. だるい	1	2	3	4
10. 気がはりつめている	1	2	3	4
11. 不安だ	1	2	3	4
12. 落着かない	1	2	3	4
13. ゆううつだ	1	2	3	4
14. 何をするのも面倒だ	1	2	3	4
15. 物事に集中できない	1	2	3	4
16. 気分が晴れない	1	2	3	4
17. 仕事が手につかない	1	2	3	4
18. 悲しいと感じる	1	2	3	4
19. めまいがする	1	2	3	4
20. 体のふしぶしが痛む	1	2	3	4
21. 頭が重かったり頭痛がする	1	2	3	4
22. 首筋や肩がこる	1	2	3	4
23. 腰が痛い	1	2	3	4
24. 目が疲れる	1	2	3	4
25. 動悸や息切れがする	1	2	3	4
26. 胃腸の具合が悪い	1	2	3	4
27. 食欲がない	1	2	3	4
28. 便秘や下痢をする	1	2	3	4
29. よく眠れない	1	2	3	4

C　あなたの周りの方々についてうかがいます。
最もあてはまるものに○を付けてください。

	非常に	かなり	多少	全くない
次の人たちはどのくらい気軽に話ができますか？				
1. 上司	1	2	3	4
2. 職場の同僚	1	2	3	4
3. 配偶者、家族、友人等	1	2	3	4
あなたが困った時、次の人たちはどのくらい頼りになりますか？				
4. 上司	1	2	3	4
5. 職場の同僚	1	2	3	4
6. 配偶者、家族、友人等	1	2	3	4
あなたの個人的な問題を相談したら、次の人たちはどのくらいきいてくれますか？				
7. 上司	1	2	3	4
8. 職場の同僚	1	2	3	4
9. 配偶者、家族、友人等	1	2	3	4

D　満足度について

	満足	まあ満足	やや不満足	不満足
1. 仕事に満足だ	1	2	3	4
2. 家庭生活に満足だ	1	2	3	4

（1）合計点数を用いた方法

合計点数を用いた方法では、A～Cの3つの領域の点数を合計して評価します。ここで気をつけることは、質問の一部に、点数が低いほどストレスが高いと評価すべき質問が混ざっていることです。この場合が、点数を逆転させて足し合わせる必要があります。例えば「A-8.自分のペースで仕事ができる」という質問で「そうだ」を選んだ場合は1点ですが、「A-1.非常にたくさんの仕事をしなければならない」という質問で、「そうだ」を選択した場合は4点に換算されます。この方式では、ストレスが高いほど点数が高くなります。

【職業性ストレス簡易調査票の回答例】

A あなたの仕事についてうかがいます。最もあてはまるものに○を付けてください。

	そうだ	まあそうだ	ややちがう	ちがう	置き換え後の点数
1. 非常にたくさんの仕事をしなければならない	①	2	3	4	4（1⇒4）
2. 時間内に仕事が処理しきれない	①	2	3	4	4（1⇒4）
3. 一生懸命働かなければならない	1	②	3	4	3（2⇒3）
4. かなり注意を集中する必要がある	1	2	③	4	2（3⇒2）
5. 高度の知識や技術が必要なむずかしい仕事だ	1	2	③	4	2（3⇒2）
6. 勤務時間中はいつも仕事のことを考えていなければならない	①	2	3	4	4（1⇒4）
7. からだを大変よく使う仕事だ	1	2	3	④	1（4⇒1）
8. 自分のペースで仕事ができる	①	2	3	4	1
9. 自分で仕事の順番・やり方を決めることができる	1	2	③	4	3
10. 職場の仕事の方針に自分の意見を反映できる	1	2	③	4	3
11. 自分の技能や知識を仕事で使うことが少ない	1	②	3	4	3（2⇒3）
12. 私の部署内で意見のくい違いがある	1	2	③	4	2（3⇒2）
13. 私の部署と他の部署とはうまが合わない	1	②	3	4	3（2⇒3）
14. 私の職場の雰囲気は友好的である	1	2	3	④	4
15. 私の職場の作業環境（騒音、照明、温度、換気など）はよくない	1	2	③	4	2（3⇒2）
16. 仕事の内容は自分にあっている	1	2	③	4	3
17. 働きがいのある仕事だ	1	2	3	④	4

※点数が低いほどストレスが高いと評価する質問…A1～7・11～13・15、B1～3

<合計点数を用いた判定基準>

合計点数を用いた場合の、高ストレス者の判定基準は以下の通りです。
※職業性ストレス簡易調査票57項目の場合
ア「B.心身のストレス反応」の合計点数が77点以上である者
イ「A.仕事のストレス要因」と「C.周囲のサポート」を合計した点数が76点以上であり、かつ「B.心身のストレス反応」の合計点数が63点以上の者

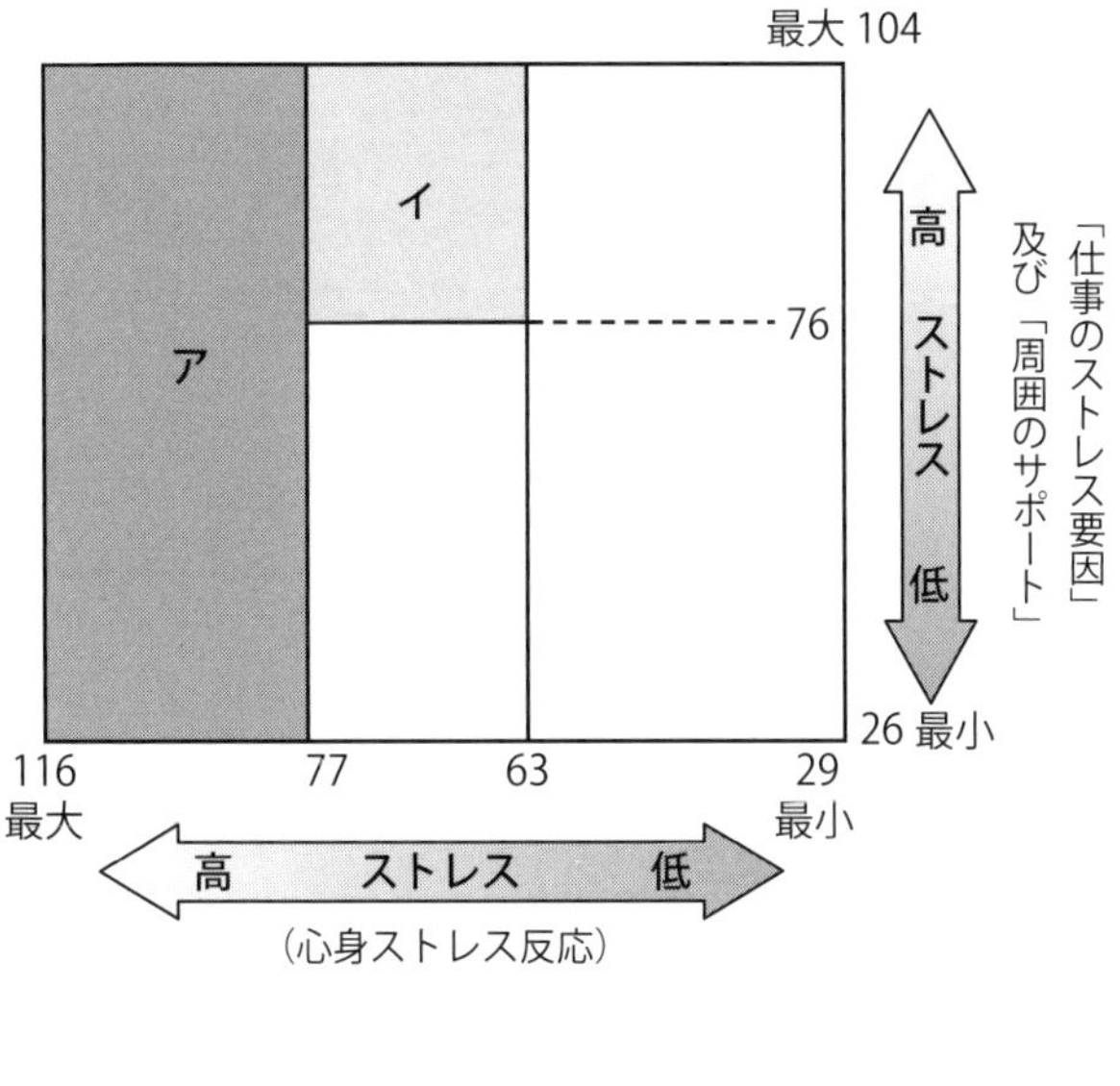

図10ーブリストル指数

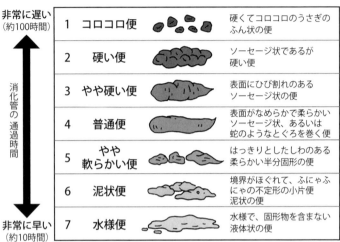

非常に遅い
（約100時間）

消化管の通過時間

非常に早い
（約10時間）

1	コロコロ便		硬くてコロコロのうさぎのふん状の便
2	硬い便		ソーセージ状であるが硬い便
3	やや硬い便		表面にひび割れのあるソーセージ状の便
4	普通便		表面がなめらかで柔らかいソーセージ状、あるいは蛇のようなとぐろを巻く便
5	やや軟らかい便		はっきりとしたしわのある柔らかい半分固形の便
6	泥状便		境界がほぐれて、ふにゃふにゃの不定形の小片便泥状の便
7	水様便		水様で、固形物を含まない液体状の便

出典：医療法人社団俊和会 寺田病院 神山剛一作成を一部改変

その他

自分の限界を知ること、そして、足るを知ることが人生の幸福感にもつながります。

生活習慣は食事、運動、睡眠、ストレスのコントロールが重要だとお伝えしました。その他、便通や入浴時に気を付けることもあります。

排便については、図10のようにブリストル指数で、水様便からコロコロ便などの便質をチェックします。また、排尿回数は昼は8回以下、夜は1回以下が正常だということを認識します。多かったり少なかったりして気になるときにはかかりつけ医を受診してください。

入浴についても、転倒事故に注意し、ヒートショックなど、脱衣所や湯船の温度差による過度な交感神経の緊張に注意していきましょう。

ヒトは、無理をすると必ずどこかでガタがきます。

人生を俯瞰し、足るを知ることが体にとっても心・精神にとっても大切だと思います。

ただ年をとっていくというよりも、規則正しい生活を心がけ、主体的な生活を送ること、ありのままの自分自身を愛し、自分の人生を愛して誇りを持って生きることです。

社会参加や活動を継続していきながら、人間関係についても周りのみんなに感謝をしながら生活をすることが大切です。

健康的に生きることはもちろん重要ですが、それだけではなく、日々、幸福感を感じながら生活の質を向上していくことで「幸福な老い（サクセスフルエイジング）」に近づくのではないでしょうか。

次の章では、生活の基盤となる、体の病気について解説していきます。

第3章

体の病気を知る

病気の考え方

病気について簡単化するためには、「直接死ぬ病気」と「直接は死なない病気」に分けるとわかりやすいです。

その中で、統計的に死亡者数の多い病気の順序を知ることが重要です。次ページの図11を見てください。

どんな病気で死亡するのかという死因の割合は、20年前からあまり変わっていませんが、ここ数年「老衰」という分類が多く見られるようになりました（図15、56ページ）。これは寿命が長くなり、高齢で亡くなったときは、明らかな病気の原因が不明であっても、わざわざ死因を確かめることはしていないためとも思われます。

ただ、その本質は血管の老化に伴う心血管病ではないかと思われます。

老衰は主に心血管病の一部と考えられますから、死因を簡単化して分類すると、1位

図 11－統計的に死亡数が多い病気

第１位	がん（26.5%）	
第２位	心疾患（14.9%）	心血管病（心臓の病気）
第３位	老衰（10.6%）	
第４位	脳血管疾患（7.3%）	
第５位	肺炎（5.1%）	感染症
第６位	誤嚥性肺炎（3.4%）	
第７位	不慮の事故（2.7%）	事件・事故
第８位	腎不全（2.0%）	
第９位	アルツハイマー病（1.6%）	
第 10 位	血管性及び詳細不明の認知症（1.6%）	

出典：2022 年の死亡統計（厚生労働省）

の「がん」と2位から4位の「心血管病」、5位から7位の「感染症と事件・事故」の3つが、3分の1ずつに分けられます。6位の「誤嚥性肺炎」とは、食べ物や飲み物などの飲み込みが原因で起こる肺炎のことです。

もちろん、まれにどのような治療をしても治らない病気もありますが、これは事件や事故にあったのと同じで、死ぬか生き延びるかは運や確率によるところも大きいです。

「直接死ぬ病気」は、がん、心血管病、感染症と事件・事故の4つだと言ってもいいと思っています。では、1つずつ解説していきます。

図 12 ー人の死因

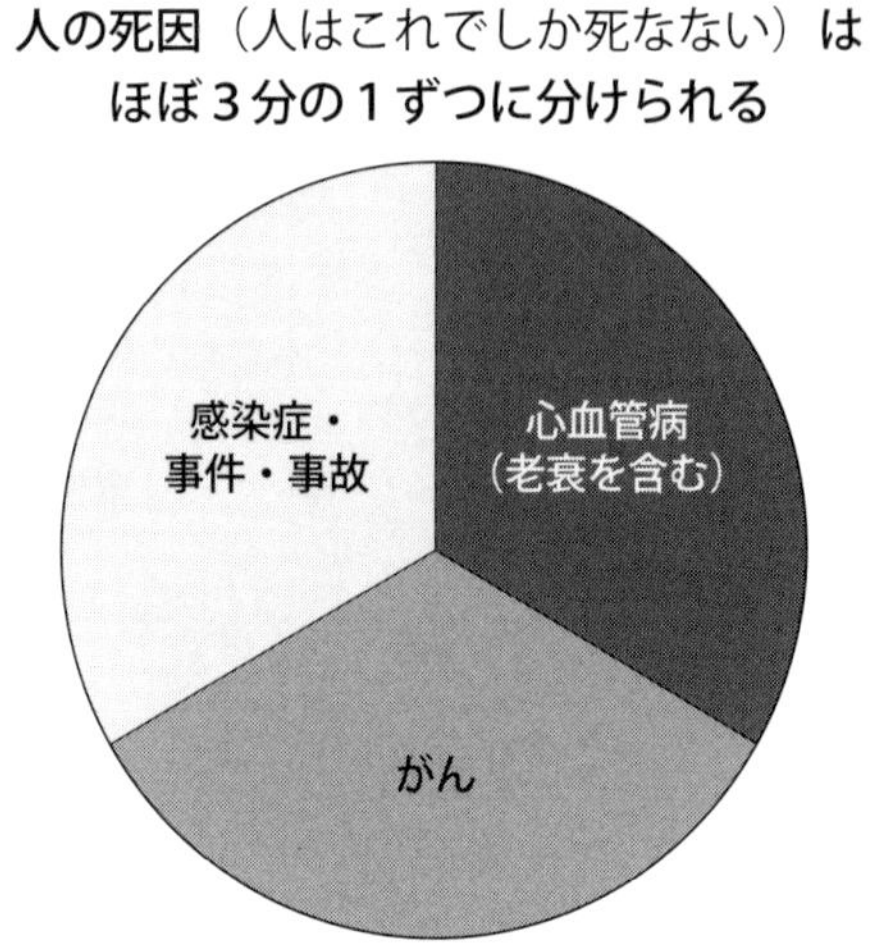

図 13ー各死因の簡単な説明

	簡単な説明
a）がん	がんは固形がんと血液がんに分けられる。固形がんは胃がんや肺がんなどの癌腫と骨肉腫や繊維肉腫などの肉腫があり、血液がんには白血病、悪性リンパ腫、多発性骨髄腫などがある。
b）心血管病	心筋梗塞、脳卒中（脳出血、脳梗塞、脳動脈瘤など）や解離性大動脈瘤による大動脈破裂、下肢静脈瘤から起こる肺梗塞症などがある。主に動脈硬化が原因。
c）感染症	感染症分類で分類されている。免疫力の強さと他の病気を合併しているか否かで死亡率が変わる（P62～P65にて記載）。
d）事件・事故	うつ病による自殺（近年増加傾向）、他殺、交通事故（若者の暴走と高齢者の認知症）、風呂場での転倒やヒートショックなどがある。

図 14－がんの分類

分類		発生する細胞	がんの例	特徴
固形がん	癌腫	上皮細胞（消化管や気道などの内側や体の表面、臓器などをおおう細胞）	肺がん、乳がん、胃がん、大腸がん、子宮がん、卵巣がん、咽頭部のがんなど	・周囲にしみ出るように広がる（浸潤） ・体のあちこちに飛び火して新しいがんのかたまりを作る（転移） ・かたまりで増える
	肉腫	非上皮性細胞（骨や筋肉などを作る細胞）	骨肉腫、軟骨肉腫、横紋筋肉腫、平滑筋肉腫、繊維肉腫、血管肉腫など	
血液がん		血球（白血球などの血管や骨髄、リンパ節の中にある細胞）	白血病、悪性リンパ腫、骨髄腫など	・かたまりを作らずに増える ・悪性リンパ腫ではかたまりができ、リンパ節などが腫れることがある

① がん

日本では、２０２２年の１年間で約１４４万人が亡くなっていますが、がんで亡くなる方は、そのうちの約40万人です。

男性の45歳以上、女性の35歳以上の死因の第1位はともに「がん」となっています。

「がん」は、がん細胞が集まってできる固形がんと、造血組織の異常による血液がんに分けられます。さらに固形がんは、上皮細胞にできる上皮細胞がん（癌腫）と、非上皮細胞にできる非上皮細胞がん（肉腫）に分けられます。上皮細胞がん（癌腫）に

図15－死因別の死亡率推移

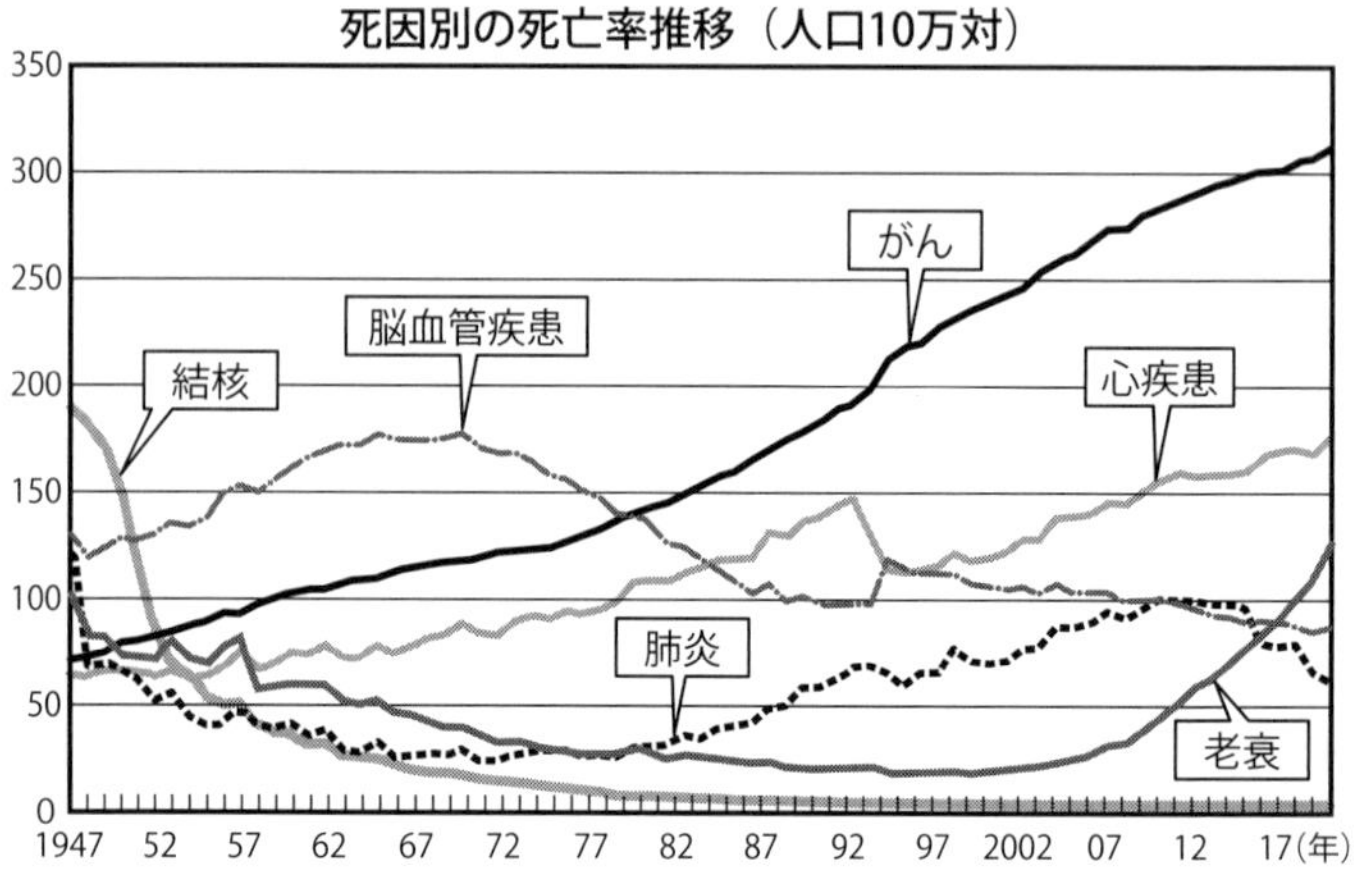

出典：厚生労働省「2021年 人口動態統計月報年計（概数）の概況」のデータを基に作成
（心疾患は高血圧症を除く）

は胃がんや肺がんなどがあり、非上皮細胞がん（肉腫）には、骨肉腫や繊維肉腫などがあります。血液がんには、白血病、悪性リンパ腫などがあります（図14）。

がんは、主に、遺伝と生活習慣により引き起こされます。

治療方法には、手術、放射線療法、抗がん剤治療、免疫療法などがあります。

② 心血管病

心血管病とは、心臓につながる血管や心臓の筋肉に異常が生じて、血液が体全体に充分にいき渡らなくなる病気です。

心血管病には、心筋梗塞、脳出血、脳梗塞、脳動脈瘤などの脳卒中や、解離性大動脈瘤による大動脈破裂、下肢静脈瘤から起こる肺梗塞症などがあります。

主に喫煙や食事などの生活習慣からくる生活習慣病による動脈硬化が原因です。

心血管病は、再発と増悪を繰り返しながら徐々に悪化していくため、生活習慣の改善や血圧のコントロールなどによる再発予防や重症化の予防が大切になります。

3 感染症

感染症では昨今、新型コロナウイルス感染症が世間を騒がせました。感染症の分類（図16、63ページ）と死亡者数（64ページ）については別項目にて記載しています。そちらを参考にしてください。

④ 事件・事故

昔よりはかなり事件・事故も増えましたが、死亡数で見る限り、それほど多くはありません。

最近増加している死因として、うつ病など、心・精神の病気による自殺が挙げられます。

死因では、10〜44歳の男性、10〜34歳までの女性はともに、自殺が最も多くなっています。心・精神の病気（図22、79ページ）についても別項目にて記載しています。

他殺や、若者の暴走による交通事故に並び、高齢者の認知症による交通事故も大きな問題として取りざたされています。

一般的な認知症は短期記憶障害が中心ですが、交通事故に関しては、運転中に血圧が上昇し、その結果、脳血流が減少して、記憶障害以上に失見当識や判断能力の低下などが原因で起こす事故の場合が多いようです。

個人的な事故ではお風呂での事故が多く、おぼれたり、ヒートショックによる心血管病の発症などがあるので、注意が必要です。

実際には、高血圧から起きる動脈硬化などからの心不全などが原因による事故死も多く発症しています。高血圧関連疾患を加えると、「直接死ぬ病気」としては、血管の老化によるものが最も多くなるようです。

次に、「直接は死なない病気」について説明します。

こちらの病気については、直接の死因とはなりませんが、生活の質（QOL）を低下させる病気があります。

QOLとは（Quality of Life）の略で、患者さんの身体的な苦痛の軽減、精神的、社会的活動を含めた総合的な活力や生きがい、満足度のことです。

QOLを低下させる病気には、整形外科や眼科、耳鼻科、皮膚科などの病気が多いで

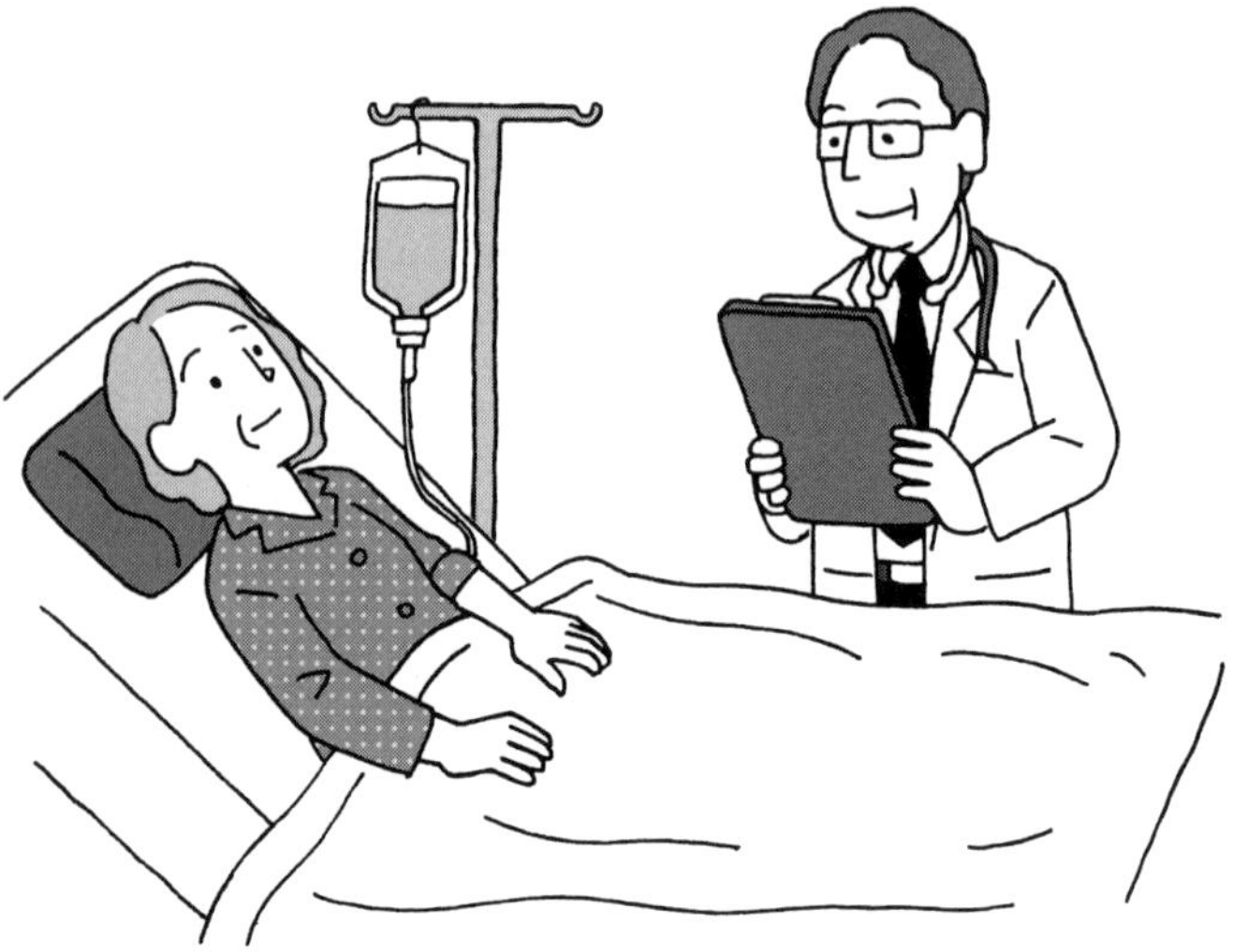

す。

整形外科疾患……変形性膝関節症、五十肩、腰部《ようぶ》脊柱管狭窄症《せきちゅうかんきょうさくしょう》などの痛みやしびれなど

眼科疾患……白内障・緑内障などの視力障害

耳鼻科疾患……めまい、難聴などの聴力障害、味覚障害

皮膚科疾患……蕁麻疹《じんましん》、湿疹、皮膚掻痒《ひふそうよう》症《しょう》、皮膚感覚障害でのかゆみなど

その他にもいろいろありますが、極論すれば、これらの疾患は症状があっても予後は良好で「直接は死なない病気」となります。安心してください。

しかし、「がん」や動脈性疾患である「心血管病」は症状が出たらすでに大変な状態となっています。「直接死ぬ病気」については、日々の生活習慣が大切です。

診断と治療する際の注意すべき点

検査には正診率（正確な診断を受ける割合）があり、どういった検査ならどの程度までは正しく診断できる、また、治療についてもどういった治療ならばどの程度までは治療できる、など、検査や治療には必ず確率が関与します。診断率が100%の検査や100%治癒できる治療法はほぼありません。患者さんはこれだけ検査したから正しく診断できている、と考えるのに対し、医師はここまでしたからまあ7割位はこの病気と診断できる、といった具合に、患者と医師の検査や治療などに対する確率の認識が異なります。

感染症の考え方

感染症は病原性の強さなどから、感染症法で分類（図16）されています。感染症についても統計的なデータから考える必要はあります。

新型コロナウイルス感染症については、当初、感染症分類で感染力と重症度が高く、パンデミックを起こすリスクがある2類に分類されたこともあり、毎日毎日患者数が報道されました。皆さん恐怖におののいたのではないでしょうか。

実際、不安障害の症状増悪や、感染を恐れたお客さんがお店に来ないことで会社が倒産して生活に困窮《こんきゅう》された方も多かったようです。

図16ー感染症法による分類

感染症法の分類と対応			
分類	感染症名	定義	対応
1類	エボラ出血熱、ペスト、ラッサ熱など	感染力が極めて高く、罹患したした場合には致死的となる。危険度が最も高い感染症	交通制限、入院勧告、就業制限、消毒
2類	結核、SARS、MERS、鳥インフルエンザ（一部）など	1類ほどではないが感染力と重症度が高く、パンデミックを起こすリスクがある感染症	入院勧告、就業制限、消毒
3類	コレラ、細菌性赤痢、腸管出血性大腸菌感染症、腸チフスなど	集団食中毒など、主に飲食を介して集団発生し、多くの感染者を発生させる可能性がある感染症	就業制限、消毒
4類	E型肝炎、A型肝炎、狂犬病、マラリアなど	人畜共通感染症（動物や虫などを介して人に感染する感染症）	消毒
5類	新型コロナウイルス、インフルエンザ、梅毒、はしかなど	危険度がさほど高くないが感染拡大を防止すべき感染症	発生動向調査

2023年8月現在

日本では2020年1月から2023年1月までの3年間で約2750万人が新型コロナウイルスに感染し、5万4000人が死亡しました。

年間で表すと、年間約900万人が新型コロナウイルスに罹患し、1万8000人が死亡しています。

この1万8000人という数字は、2022年の全死亡者数である144万人のうちの約1・25％です。

その中でも、高齢で生活習慣病などを合併している人が亡くなりやすかったと報告されていますので、何の合併症もない健康体の方で新型コロナウイルス感染症で死亡する方は1％にも満たないのです。


新型コロナウイルス感染症は、感染拡大を防止すべき感染症ですが、感染症分類で2023年5月8日に、危険度はさほど高くはない5類に引き下げられました。今後厳しい規制がなくなり、毎日の感染者数報道もなくなり、不安が減少するのではないかと期待しています。

もちろんコロナウイルス感染症対策で学んだマスク、手洗い、うがいなどは今後も役に立ちますので実践してください。

感染症とは

感染症とは、環境中（大気、水、土壌、動物〈人も含む〉など）に存在する病原性の微生物が、人の体内に侵入することで引き起こされる疾患です。

私たちの身の回りには、常に目に見えない多くの微生物（ウイルス、細菌、真菌〈カビ、酵母等〉）が存在しています。その中で、感染症を引き起こす微生物を病原体といいます。

病原体は大きさや構造によってウイルス、細菌、真菌、寄生虫などに分類されます。病原体が体に侵入しても、症状が現れる場合と現れない場合とがあります。**症状が現れる感染症となるかどうかは、病原体の感染力と体の抵抗力（免疫力）とのバランスで決まります。**

図 17ーウイルスの侵入、増殖

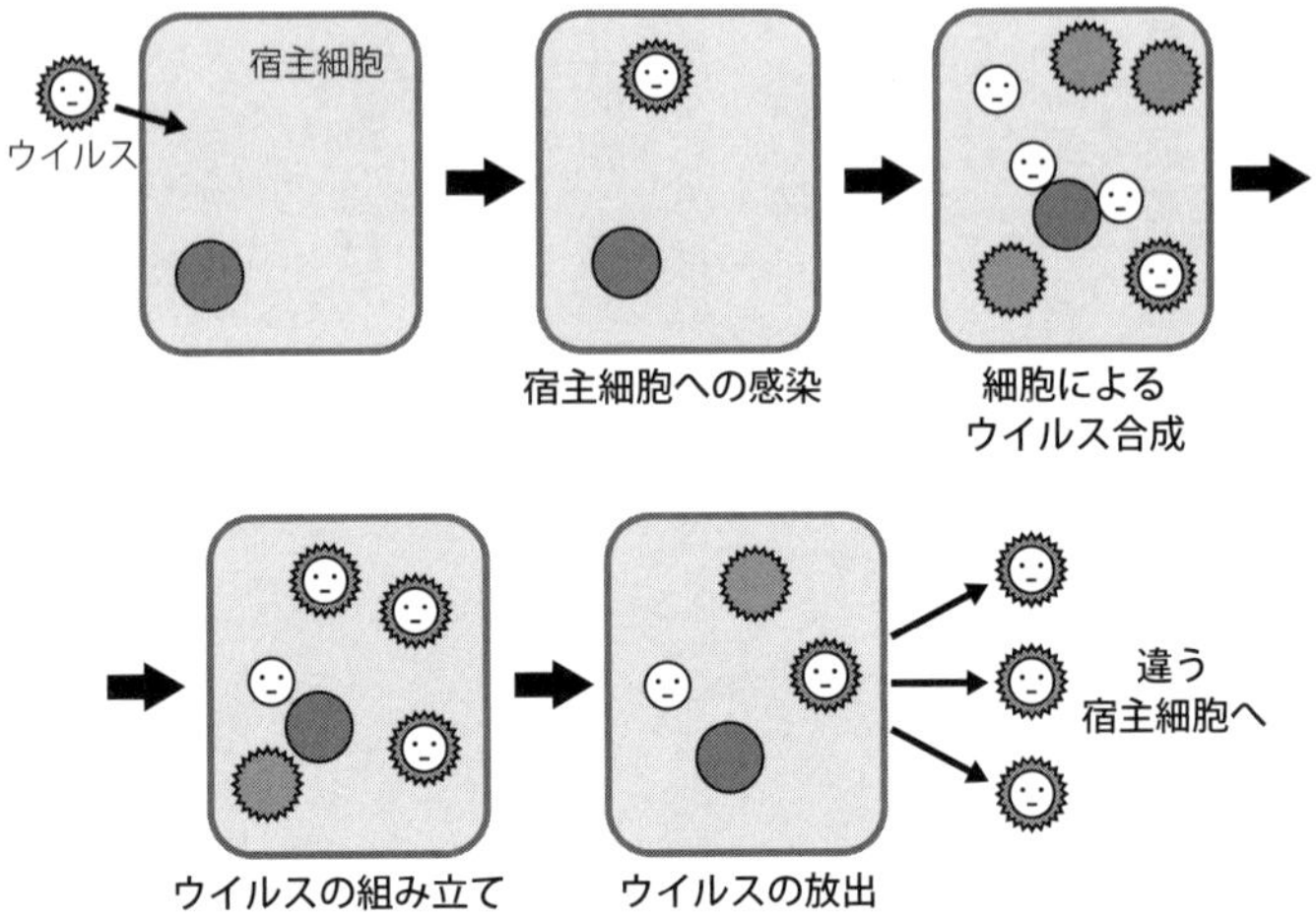

細菌は細胞を持ち、栄養さえあれば自らをコピーし、増えていきます。

ウイルスは細菌の50分の1程度の大きさで、とても小さく、自分で細胞を持ちません。細胞としての構成がないので、他の細胞に入り込んで生きていきます。

ヒトへの感染の場合、ヒトの細胞の中に入りRNAかDNAという設計図をもとに、自分のコピーを作らせ、細胞が破裂してたくさんのウイルスが飛び出し、ほかの細胞に入り込みます。

図17のようにして、ウイルスは増殖していきます。

ヒトに病気を起こすことがあるウイルスとしては、新型コロナウイルスの他、インフルエンザウイルス、ノロウイルスなどが知られています。感冒（かぜ）はさまざまなウイルスが原因となります（図18、68ページ）。

ウイルスは大きさやしくみが細菌と異なるので、細菌感染での治療薬として有効である抗菌薬と言われる抗生剤や、抗生物質は効きません。抗ウイルス薬はまだ少ししか開発されていません。新型コロナウイルスに対してはラゲブリオやパキロビッド、ゾコーバなどと言われる薬が開発されてきましたが、まだ完璧ではありません。

図 18－かぜ症状を引き起こす主な感染症

病因		流行時期	主な症状	その他
ウイルス	RS ウイルス	秋～冬	鼻汁、咳	初感染の場合には発熱、湿性咳嗽、喘鳴、呼吸困難などの下気道炎（気管支炎、細気管支炎、肺炎）をきたす場合がある。感染を繰り返すうちに軽症となり、成人では鼻汁や鼻閉のみとなる
	ライノウイルス	春、秋	鼻汁、鼻炎	乳幼児の初感染では RS ウイルスと同様に下気道に炎症がおよび、喘鳴や呼吸困難を呈する場合がある。喘息発作を誘発する
	エンテロウイルス	夏～秋	発熱	ヘルパンギーナ、手足口病、無菌性髄膜炎、急性弛緩性麻痺、急性脳炎・脳症などを呈する場合もある
	インフルエンザウイルス	冬季	高熱	かぜ症状と大きな違いはなく、インフルエンザの病原診断がなされなければ、かぜ症候群として扱われる
	パラインフルエンザウイルス	年中	発熱、咳嗽、鼻汁	咽頭炎、扁桃炎、喉頭炎、気管支炎、細気管支炎、肺炎など広く呼吸器疾患に関与する
	メタニューモウイルス	春	発熱、咳嗽、鼻汁	上気道炎、気管支炎、肺炎などの呼吸器感染症を引き起こす。乳児や高齢者では重症下気道炎になりやすい
	アデノウイルス	年中	咽頭痛	咽頭炎、扁桃炎、気管支炎ほか、角結膜炎、胃腸炎、尿道・膀胱炎などを呈する場合がある
細菌	溶血性連鎖球菌	冬～初夏	発熱、咽頭痛、咽頭発赤	溶連菌感染後糸球体腎炎やリウマチ熱などの原因になりうるので、診断と抗菌療法が重要
	百日咳	年中	軽度の咳～痙咳（発作性の咳き込み）	軽い咳から始まり、特徴的な咳（発作性の咳き込み、呼気性笛声、咳き込み後の嘔吐）を呈する
	マイコプラズマ	年中	発熱、咳嗽	気道感染症、特に異型肺炎の原因として有名であるが、中耳炎、髄膜炎、心膜炎、関節炎などをきたす場合もある
	クラミジア	年中	発熱、咳嗽	乳幼児では上気道感染症が多く、3 歳以降は下気道炎が増加し、中学生以上では肺炎が多くなる

図 19—垂直感染と水平感染

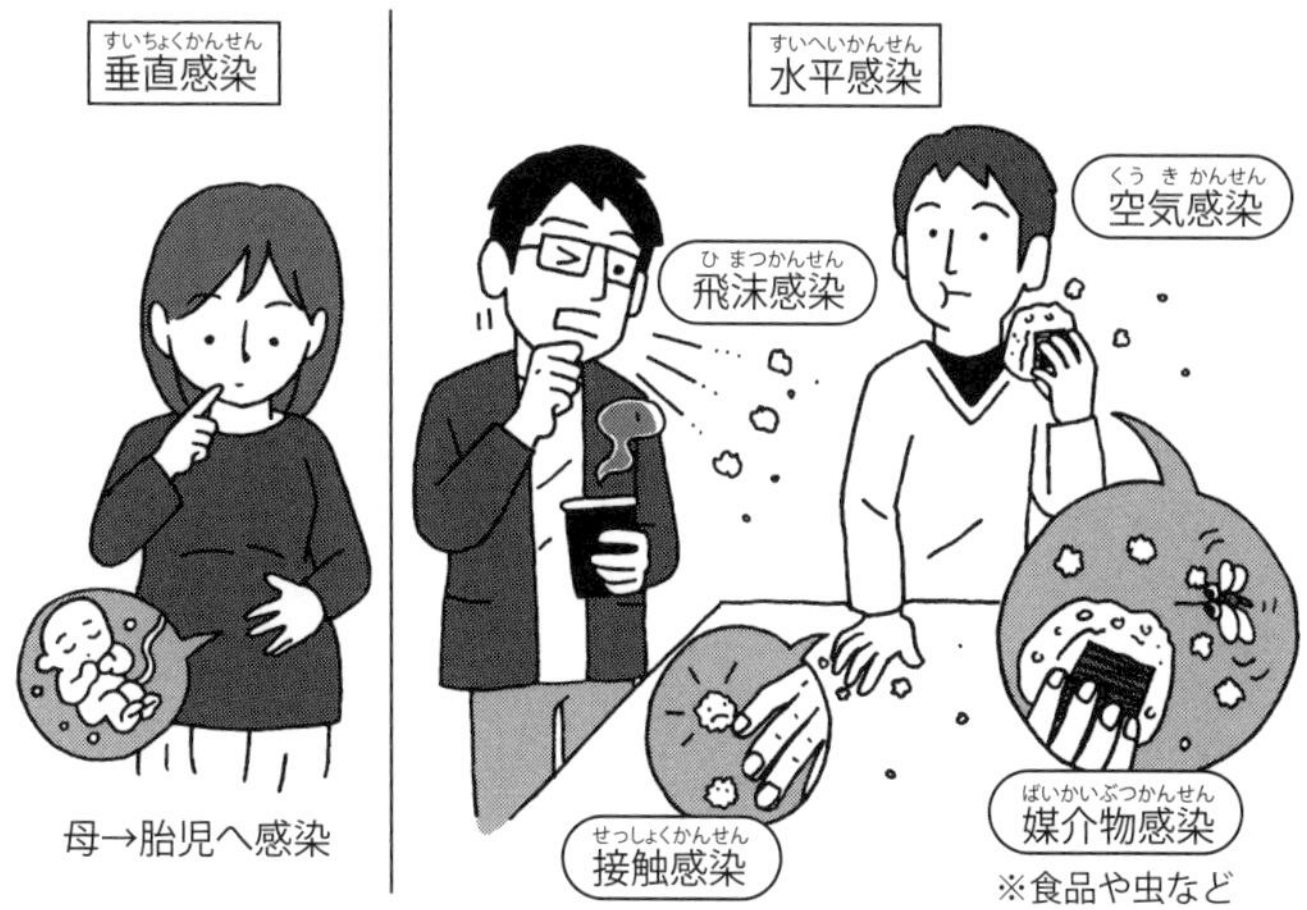
垂直感染《すいちょくかんせん》
水平感染《すいへいかんせん》
空気感染《くうきかんせん》
飛沫感染《ひまつかんせん》
母→胎児へ感染
媒介物感染《ばいかいぶつかんせん》
接触感染《せっしょくかんせん》
※食品や虫など

感染の経路

病原体が体の中に侵入する経路には、大きく分けて垂直感染と水平感染の2種類があります。図19を見てください。

▼垂直感染

妊娠中、あるいは出産の際に病原体が母親から子供に感染することを垂直感染といいます。一般的に「母子感染」と言われています。垂直感染するものとして、風疹やトキソプラズマ、B型肝炎などがあげられます。

▼水平感染

水平感染は、ヒトやモノなど、感染源を

持つものから周りに広がるもので、接触感染、飛沫感染、空気感染、媒介物感染の４つに大きく分類することができます。

感染の成立

感染は、ウイルスあるいは細菌等の病原体が体に侵入、あるいはすでに人体内に存在するウイルスなどが、なんらかの病原性を発揮して、宿主（ヒト）に悪影響を与える状態を指します。

外部から病原体が侵入する場合、呼吸器系から侵入するか、消化器系から侵入するかなど、感染経路によって分けられます。

当然症状も呼吸器系から侵入の場合には、喉の痛みから始まり、気管支に入るとゼイゼイと喘鳴が出て、肺まで入ると肺炎となり呼吸困難や咳、痰が酷くなります。

消化器系からの侵入の場合には、まずは胃であれば吐き気や嘔吐で病原体を排出しようとしますし、病原体が腸まで入ると下痢などで排出しようとします。

感染症は、呼吸器感染か、消化器感染か、その他にも、皮膚接触性感染か、経口感染かなど、感染の経路によって病気を分類していきます。そして、咽頭喉頭炎、気管支炎、肺炎、口腔炎、胃炎、腸炎など、疾患別に分けて病気を診断し、治療していきます。

接触皮膚炎は、皮膚に触れる物質の刺激が強いために生じる「刺激性接触皮膚炎」、皮膚に触れる物質にアレルギーがある場合に生じる「アレルギー性皮膚炎」、紫外線が関わる「光接触皮膚炎」に大別され、炎症が起こる原因はそれぞれ異なります。

感染症については、防げない場合もありますが、予防の基本は、呼吸器感染であればうがい、接触感染であれば手洗いなどが有効です。

また、感染症にかかったとしても重症化して命を落とす頻度は、がんや心血管病に比べて遥かに少ないです。感染症対策の基本を行っていれば、あまり神経質になる必要はないと思います。

以上、感染症について述べました。

感染症の一部の病気は遺伝子異常からも発症しますが、**ほとんどの病気は生活習慣の**

異常から発症します。

生活習慣の異常は、高血圧、糖尿病、脂質代謝異常症などの生活習慣病を引き起こします。そして「直接死ぬ病気」である、がん、心血管病などに関係します。加えて、「直接は死なない病気」である整形疾患、眼科疾患、耳鼻科的疾患にも関係しています。

生活習慣を見直し、生活習慣病を予防することが、健康寿命を延ばし、体の病気のみならず、心・精神の病気の予防にもつながります。

次の章では、心・精神の病気について解説していきます。

第4章

心・精神の病気を知る

増えている心・精神の病気

ここまでは、生活習慣病や体の病気について述べてきましたが、ここからは、心・精神の問題について述べていきます。

健康問題に対して悩みを持っている方はとても多く、うつ病による自殺の理由でも、健康問題に関連したものが最も多くなっています。

心・精神の病気の予防についても、体の病気の予防と同じく、食事、運動、睡眠、ストレスのコントロールなどの生活習慣が重要になります。

生活習慣を是正することで体の病気が良くなり、体の病気がよくなることで心の病気も良くなります。逆もしかり、です。

どういう方が心の病気と診断され、治療に至るのか。
ここではまず、治療するべき状態とはどういったものなのかを具体的に述べていきます。

治療するべき心・精神の病気

健康は、体だけでなく、精神の面も含めたことをいいます。ＷＨＯ（世界保健機関）も、健康を次のように定義しています。

Health is a state of complete physical, mental and social well - being and not merely the absence of disease or infirmity.

図20－治療するべき状態か否かの判断基準

・その人自身が困っているか、困っていないか
・その人の周りの人が困っているか、困っていないか
・その人をとりまく社会が困っているか、困っていないか

「健康とは、病気でないとか、弱っていないということだけではなく、肉体的にも、精神的にも、そして社会的にも、すべてが満たされた状態にあることをいいます」(日本WHO協会訳)

精神的に健康であるとき、興味や関心は外部に向かい、積極的に行動できます。

一方、外部のことに興味や関心が持てず、自分の体や精神の状態が気になり、内側ばかりに意識が向かう状態では健康とはいえません。

図 21－治療の対象

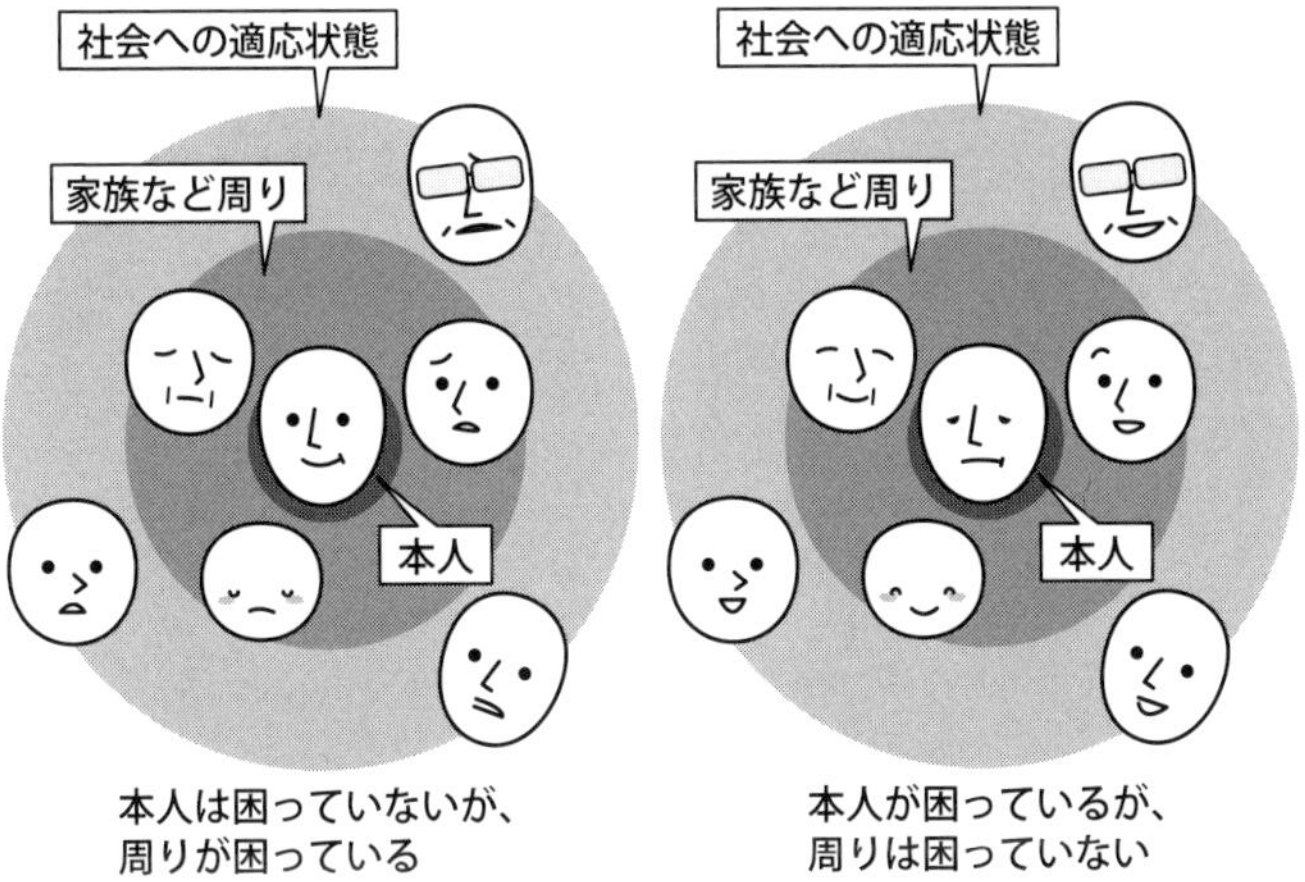

本人は困っていないが、
周りが困っている

本人が困っているが、
周りは困っていない

問題は、治療すべき状態か否かです。これを判断する図20の３つが基準になります。

いずれかに当てはまるなら、それは治療の対象となりうると言えます。

どのような症状があっても、たとえ医師に診断され、病名がつけられたとしても、自分自身がまったく困っていない、周りの人も困っていない、社会的にも機能できているとすれば、治療の対象とならないこともあります。

逆に、**本人に関わっている周囲の人も、**

社会もまったく困っていないとしても、本人がすごく困っているのであれば、受診してよいはずですし、心・精神の病気と判断して治療の対象となりえることもあります。同じように、**本人がまったく困っていなくても、周囲が困っていたり、社会的機能が成り立っていない状態**となればそれも治療が必要とみなされることもあります（図21）。

では、心・精神の病気の中でも一番多いと言われているうつ病について考えていきたいと思います。

うつ病はどのように診断するか

日本では、うつ病やパニック障害、発達障害や認知症で精神科や心療内科に受診する方の数が増えています。また、統合失調症などの精神疾患も決して減少しているわけではありません。

図22－精神疾患を有する外来患者数の推移（疾患別内訳）

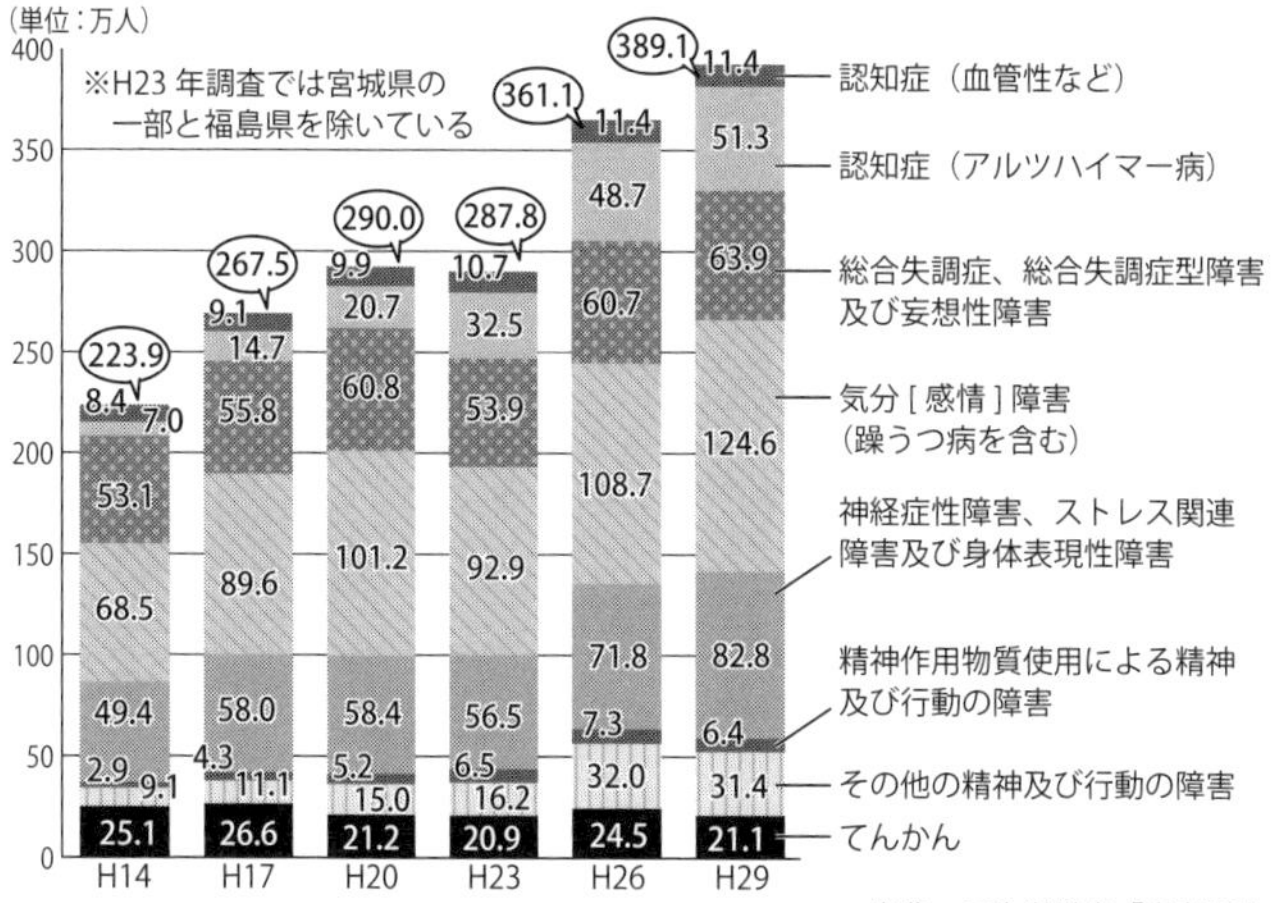

出典：厚生労働省「患者調査」

図22を見てください。

精神疾患を有する外来患者数は、疾病別にみると、特に認知症（アルツハイマー病）が15年前と比べ約7・3倍、気分［感情］障害（躁うつ病を含む）が約1・8倍、神経症性障害、ストレス関連障害及び身体表現性障害が約1・7倍と増加割合が顕著です。

　にもかかわらず、精神科病院の病床数や一般病院での精神科病床の入院患者数は減少しています。

　これは、長期入院して治療するのではなく、早期に退院を促進させ、地域社会でケア・サポートする流れになっているからです。

臨床の現場にいると近年、うつ病や認知症などの精神疾患が増えていることを実感します。

体と心・精神は共に影響を与え合うため、総合的な診療で、心療内科的なアプローチをとることも少なくありません。

例えば、うつ病の兆しをいち早く見つけ、精神科や心療内科で治療することも大事な役割です。

医師の立場からすると、精神科の疾患はコミュニケーションの点において他の疾患と異なる特徴があります。

胸が痛いとか腹が痛いと訴える患者は、この症状を治したい、と希望をもって医師のもとを訪れるわけですが、うつ病になった人は、医療などどうでもよい、時には、早く死にたい、なぜ治療をしなければならないのか、という気持ちになることもあります。

うつ病だからといって、必ずしも100%気分が落ち込んでいるというわけではありません。うつ病の一種である仮面うつ病は、気分の落ち込みなどの症状よりも、物が食べられない、頭痛や肩こりがひどいなど、身体的な症状が強く出るタイプのうつ病です。

いずれにしても調子が悪いと人生を楽しめません。
もし気分の落ち込みがあったり、やる気が出なかったりする状態が1か月以上続いたら、うつ病の可能性があります。

うつ病は心・精神の病気と言われていますが、実は脳のバランスが崩れることによる脳の病気です。
脳の病気ですから、脳内のバランスを整えるための治療薬があります。また、他の疾患と同じように、早期発見・早期治療が重要です。

うつ病の診断基準（DSM-V）

うつ病には次のような診断基準があります。

1　抑うつ気分
2　興味ないし喜びの著しい減退
3　食欲・体重の変化（減少・増加）
4　睡眠障害（不眠もしくは過眠）
5　精神運動性の焦燥または抑制
6　疲労感または気力の減退
7　無価値観または自責感
8　集中困難または決断困難

9　自殺念慮（希死念慮）

この9項目のうち、5項目以上が一日中、同時に2週間以上続き、生活に支障をきたしている状態で、他に考えられる影響がないときにうつ病と診断します。

プライマリ・ケアで押さえておくべき、うつ病の基本

プライマリ・ケアで押さえておくべき、うつ病の基本には次のようなことがあります。

○初発患者の5割が再発すること
○女性は5人に1人が罹患すること
○一般診療では10人に1人が存在していること
○薬物療法が有効であり、症状が改善後も薬物治療期間が必要であること

原因不明の自律神経症状には、うつ病の疑いがあります。
次のたった2つの質問でうつ病のスクリーニングができます。
次の質問にお答えください（当てはまるほうに○をつけてください）。

二項目質問紙法

1．この1か月、気分が沈んだり、憂うつな気持ちになったりすることがよくありましたか。

A　はい　　B　いいえ

2．この1か月、どうも物事に対して興味がわかない、あるいは心から楽しめない感じがよくありましたか。

A　はい　　B　いいえ

2項目とも当てはまる場合、90%の確率でうつ病だと言われています。おかしいな、と思ったら早めに精神科や心療内科を受診してください。

ライフイベントとストレス

うつ病の原因は、完全には解明されてはいませんが、心理的なストレスが関わっているとされています。もともとの脆弱性に、過労や対人関係、離婚や死別などの大きな出来事による心理的なストレスがきっかけとなり、脳の働きのバランスが崩れるのではないか、といわれています。

脳の神経細胞の一部に変化が生じ、感情や考え方に歪みが生じるとの指摘もあります。

心の病気が増える中、平成27年には企業でストレスチェック制度が始まりました。定期的に労働者のストレスの状況を検査し、職業的ストレスの状況に気づきを促し、メンタルヘルスが不調になるリスクを低減させるための制度です。

米国の社会生理学者トーマス・ホームズとリチャード・レイは、人生上の大きな出来事のことをライフイベントと呼び、重要なストレス要因として位置づけました。例えば結婚の50点を基準として、離婚を73点、配偶者の死を１００点、刑務所への収容を63点など、健康に与える影響の度合いを点数化しました。

そして、過去1年間に起こった出来事の合計得点が高いほどストレス関連疾患にかかりやすいことを報告しました。

ライフイベントだけでなく、日々の仕事や人間関係でもストレスは蓄積されていきます。

参考までに、ホームズが提唱した社会的再適応評価尺度を載せておきます（図23）。

図 23－ホームズの社会的再適応評価尺度

順位	ライフイベント	LCU 得点	順位	ライフイベント	LCU 得点
1.	配偶者の死	100	23.	息子や娘が家を離れる	29
2.	離婚	73	24.	親戚とのトラブル	29
3.	夫婦別居生活	65	25.	個人的な輝かしい成功	28
4.	拘留	63	26.	妻の就職や離職	26
5.	親族の死	63	27.	就学・卒業	26
6.	個人のけがや病気	53	28.	生活条件の変化	25
7.	結婚	50	29.	個人的習慣の修正	24
8.	解雇・失業	47	30.	上司とのトラブル	23
9.	夫婦の和解・調停	45	31.	労働条件の変化	20
10.	退職	45	32.	住居の変更	20
11.	家族の健康上の大きな変化	44	33.	学校を変わる	20
12.	妊娠	40	34.	レクリエーションの変化	19
13.	性的障害	39	35.	教会活動の変化	19
14.	新たな家族構成員の増加	39	36.	社会活動の変化	18
15.	仕事の再調整	39	37.	1万ドル以下の抵当（借金）	17
16.	経済状況の大きな変化	38	38.	睡眠習慣の変化	16
17.	親友の死	37	39.	団欒する家族の数の変化	15
18.	転職	36	40.	食習慣の変化	15
19.	配偶者との口論の大きな変化	35	41.	休暇	13
20.	1万ドル以上の抵当（借金）	31	42.	クリスマス	12
21.	担保、貸付金の損失	30	43.	些細な違反行為	11
22.	仕事上の責任の変化	29			

大阪府立公衆衛生研究所　精神衛生部

自分が経験したライフイベントがどのくらいのストレスなのかを調べてみるといいでしょう。

心理的なストレスの意味

そもそも人間はなぜ心理的なストレスに反応するというしくみを備えているのでしょうか。

人類は、長い間、過酷な自然環境の中で生き延びてきました。密林で野獣が目の前に現れたら、逃げるか、戦うしかありません。それに備えて心拍数は上がり、血圧は上昇します。肝臓からは糖が出てエネルギーが供給されます。これがストレス反応です。

現代人にもこのメカニズムが残っています。不安や過度な緊張があると、副腎からコルチゾール、アドレナリン、ノルアドレナリンなどのホルモンが分泌され、血液にのって全身をめぐります。

例えば、ストレスホルモンと呼ばれるコルチゾールは、適量であれば、体内の炎症を抑えるコルチゾンに変わるなど有益なホルモンなのですが、過度なストレスがかかると過剰に分泌され、悪影響を及ぼします。

慢性的にストレス反応が起きると、処理しきれなくなったコルチゾールは脳内にたまり、神経細胞を破壊します。うつ病の方はコルチゾールが高いことも報告されています。そして、コルチゾールは、記憶を司る海馬《かいば》という部分を障害します。そのため、うつ病の方の脳は海馬が委縮しているとも言われています。

コルチゾールは、免疫細胞ががん細胞の攻撃を行わなくなる遺伝子を働かせるとされます。過度なストレスは、心・精神の病気のみならず、がんを引き起こす可能性も示唆されています。

認知的評価とストレスコーピング

ストレスはきっかけ（ストレッサー）とその受け止め方（認知的評価）、対処の仕方（ストレスコーピング）と、心身の変化（ストレス反応）から成ります。

認知的評価とは刺激を受けたとき、自分にとって、無関係か、無害か、過度にストレスがかかっていないか、を判断することです。うつ病の方はこの認知的評価に歪みが生じて種々の行動に変化が伴っていることが多いです。そのため、考え方を柔軟にさせるような精神療法が必要になります。認知行動療法は、認知的評価に働きかけて気持ちを楽にさせ、適切な行動を促す精神療法です。

たとえ大きなストレスがかかるライフイベントがあっても、これをきっかけに生まれ変われたとすれば、良いストレスだったということになります。

ストレスコーピングはストレスへの対処の仕方のことで、問題を解決しようとしたり、心を癒やしたりする方法のことです。問題解決のために情報を集め、対策を考える。あるいは、誰かに話を聴いてもらう。趣味に打ち込む。スポーツで体を動かす。入浴やアロマテラピーでリラックスするなど、ストレスコーピングの手段を多く持ち、使い分けられることが大切です。

他にもストレスの対処法として、瞑想やマインドフルネス、呼吸法といったものがあります。マインドフルネスは仏教の考え方がもとになった方法で、物事に対しての価値を判断をせずに、自らの呼吸方法について意識を集中するなど、今この瞬間に起きていることに注意を払うことにより、ストレスを軽減する方法です。

また、深呼吸も効果的です。複式呼吸でゆっくりと息を吸いながら3秒数える。1秒間呼吸を止める。そしてまた6秒かけてゆっくりと息を吐く。この10秒呼吸法を1日5分やるだけで心が安定してきます。誰でもできるとても簡単な方法なのでぜひやってみてください。

価値観は変わるのか

精神的な辛さにはそれぞれの人の価値観が関わっています。

価値観のうち、本人にとって良いもの。つまり、自分は能力がある、自分は人気者だなど、こういう価値観があれば、どんな辛い状況に見えようとも、本人の気持ちはくじけません。

しかし非常に優秀な人でも、根本に、自分はダメだ、というネガティブな思いがあり、ここから派生した価値観があると、良い状況のはずなのに、精神的に参ってしまうことがあります。

何かを変えようと思ったとき、変えやすい順に並べれば、次ページのピラミッドのようになります。

図24―変えやすい順のピラミッド

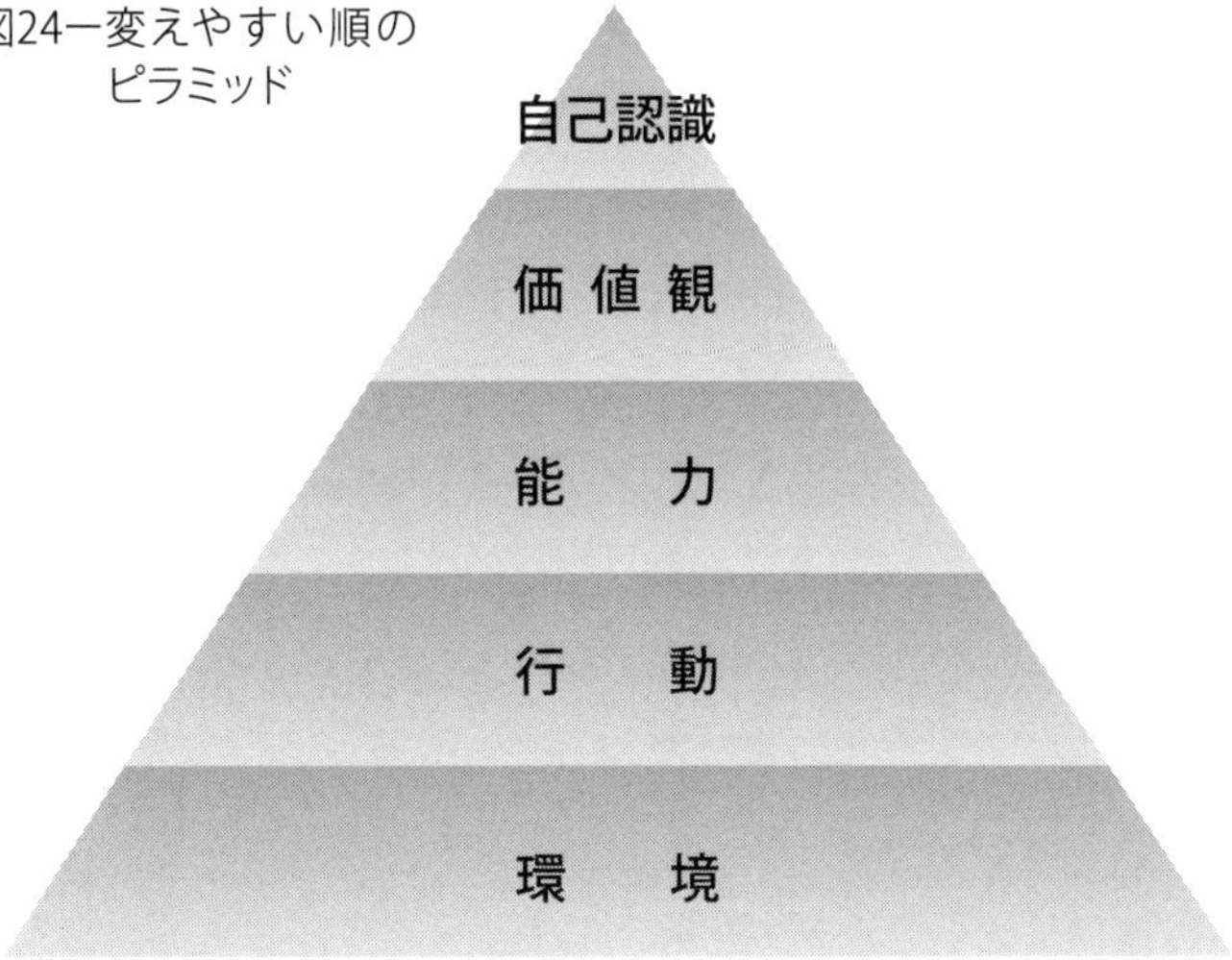

1　環境
2　行動
3　能力
4　価値観
5　自己認識

一般的に人の価値観はおおむね変わらないと言われています。

その人が大切にしている価値観に気づき、本人にとって良いことなら、そのままにしておき、悪い方向に働き、本人が辛いのであれば、それを見抜き、矯正することは不可能ではありません。

不安障害は治療可能な病気

うつ病などの気分障害と並んで多いのが不安障害です。

不安障害は、不安や恐怖などが異常に高まり、生活に支障をきたすもので、以前は、神経症と呼ばれていました。症状により、社交不安障害（Social Anxiety Disorder：SAD）、パニック障害、全般性不安障害（Generalized Anxiety Disorder：GAD）などに分けられます。これらは、精神的な苦痛の他、発汗や動悸、めまい、不眠、腹痛などの身体症状を併発することがよくあります。

特に恥の文化を持つ日本人に多いとされるのが社交不安障害です。人前で何かをすると緊張してしまう、苦痛で、逃げ出したくなってしまうというもので、以前は対人恐怖症と呼ばれていたものです。カウンセリングなどの精神療法も有効ですが、基本的には薬物療法が主体となります。

図25―かかりつけ医の考えた、社交不安障害と身体的疾患の関係

・社交不安障害は他の中枢神経機能異常として、不眠、うつ、パニック障害などを伴うことが多い
・循環器疾患：不整脈、狭心症など
・消化器疾患：胃炎、潰瘍など
・泌尿器科疾患：排尿障害など
・呼吸器疾患：過換気症候群など
・眼科、皮膚科、整形外科（慢性疼痛）、耳鼻科、婦人科などにも関係している

ただし、妄想に伴う二次的な不安症状や、身体疾患をベースにした動悸やめまいを伴う不安症状など、不安障害に似たような症状の疾患もあり、それぞれに治療アプローチの仕方が異なるため、正確な診断が必須です。血液検査のような診断方法にとぼしいため、精神科で詳細な問診や心理検査を行い、診断することが多いです。

おかしいと思ったら早めに精神科を受診してください。きちんと診断されれば、不安障害は治療が可能な病気です。死ぬかもしれないという発作に悩まされている場合もありますが、不安発作が原因で死ぬことはありませんので、安心してください。

うつ病と間違えやすい認知症

うつ病とよく似た症状が現れる精神疾患には、不安障害や被害妄想などにより気分が落ち込んでしまう統合失調症やコミュニケーションの障害から気分が不安定になってしまう発達障害など、様々なものがありますが、ここでは認知症について取り扱っていきます。

うつ病は、脳内のバランスが崩れてしまうことで、気分の落ち込みや認知機能の障害などが出現する病気です。

うつ病の場合は、言語の理解ができて、会話も困難ではありません。また、うつ病の症状が改善すれば認知機能の障害も改善します。

認知症の場合は、脳の神経細胞が壊れるために起こる症状の一つとして認知機能の障害が起こります。

進行すると、言語を理解する力や物事を判断する力がなくなり、社会生活や日常生活に支障が出てくるようになります。一般的に、認知症と診断されたら、認知機能の障害が改善することはありません。

高齢化社会に伴い、最近、認知症が世間を騒がせるようになっています。ただ、患者さんよりも、ご家族や周りの方が認知症について過度に心配しすぎることも多いように思えます。

認知症は次のように定義されます。

①明らかな記憶障害がある
②記憶障害以外の認知機能障害がある（中核症状）
③生活に支障がある

記憶は次の4つのプロセスから成ります。

1. 記銘（憶える）
2. 保持（忘れないように記憶する）
3. 再生（必要なときに、記憶した経験や知識を取り出す）
4. 再認（以前の経験と違いがないかを確認する）

これらをスムーズに行うことができれば記憶の能力は問題ありません。

認知症の診断

認知症の初期の段階では、短期の記憶障害をチェックするために、今朝の食事内容を聞きます。そこでうまく答えられないなど、認知症が疑わしい場合には、長谷川式簡易

図26ー長谷川式簡易知能評価スケール（HDS-R）

改訂　長谷川式簡易知能評価スケール（HDS-R）

氏名：　　生年月日：　　年齢：　　歳（男・女）

調査日：　年　月　日　　点数：　/30

No	質問内容			配点
1	お歳はいくつですか？（2歳までの誤差は正解）			0 1
2	今日は何年の何月何日ですか？何曜日ですか？	年		0 1
		月		0 1
		日		0 1
		曜日		0 1
3	私達が今居るところはどこですか？ （自発的２点、家・病院・施設の選択１点）			0 1 2
4	これから言う３つの言葉を言ってみてください。 後でまた聞きますので覚えてください 1：a）桜　b）猫　c）電車　2：a）梅　b）犬　c）自動車			0 1 0 1 0 1
5	100から７を引いてください （100－７は？　それから７引くと？）	9 3		0 1
		8 6		0 1
6	私がこれから言う数字を逆に言ってください （6-8-2、3-5-2-9）＊３桁逆唱に失敗したら打ち切り	2 8 6		0 1
		9 2 5 3		0 1
7	先ほど覚えてもらった言葉をもう一度言ってください （自発的２点、ヒント１点） a）植物　b）動物　c）乗り物			0 1 2 0 1 2 0 1 2
8	これから５つの商品を見せます。隠しますので 何があったか言ってください（相互関係のないもの）			0 1 2 3 4 5
9	知っている野菜の名前をできるだけ多く言ってください（言えた野菜の名前を右欄に記入。途中でつまり、約10秒待っても出ない場合にはそこで打ち切り） ０～５＝０点、６＝１点、７＝２点、 ８＝３点、９＝４点、１０＝５点			0 1 2 3 4 5

３０点：満点　２０点以下：認知症の疑いあり

知能評価スケール（HDS-R）という心理検査を行います（図26）。30点満点のうち、20点未満であれば認知症が疑われます。

同時に生活機能や運動機能の低下について、本人や家族の方に確認します。

認知症の中核症状と周辺症状（BPSD）

すべての認知症の方に見られる症状を中核症状と言います。

中核症状には、記憶障害と見当識障害、計算能力や判断力の低下、失語などの認知機能障害があります。見当識障害とは、現在の日時、自分がいる場所、周囲の人との関係などが正しく認識できない状態のことです。

一方、人によって出たり出なかったりする症状を、周辺症状、あるいはＢＰＳＤ（Behavioral and Psychological Symptoms of Dementia：行動・心理症状）と呼びます。

周辺症状（BPSD）では、幻覚や妄想、徘徊、異常な食行動、睡眠障害、抑うつ症状

図27ー認知症の中核症状と周辺症状

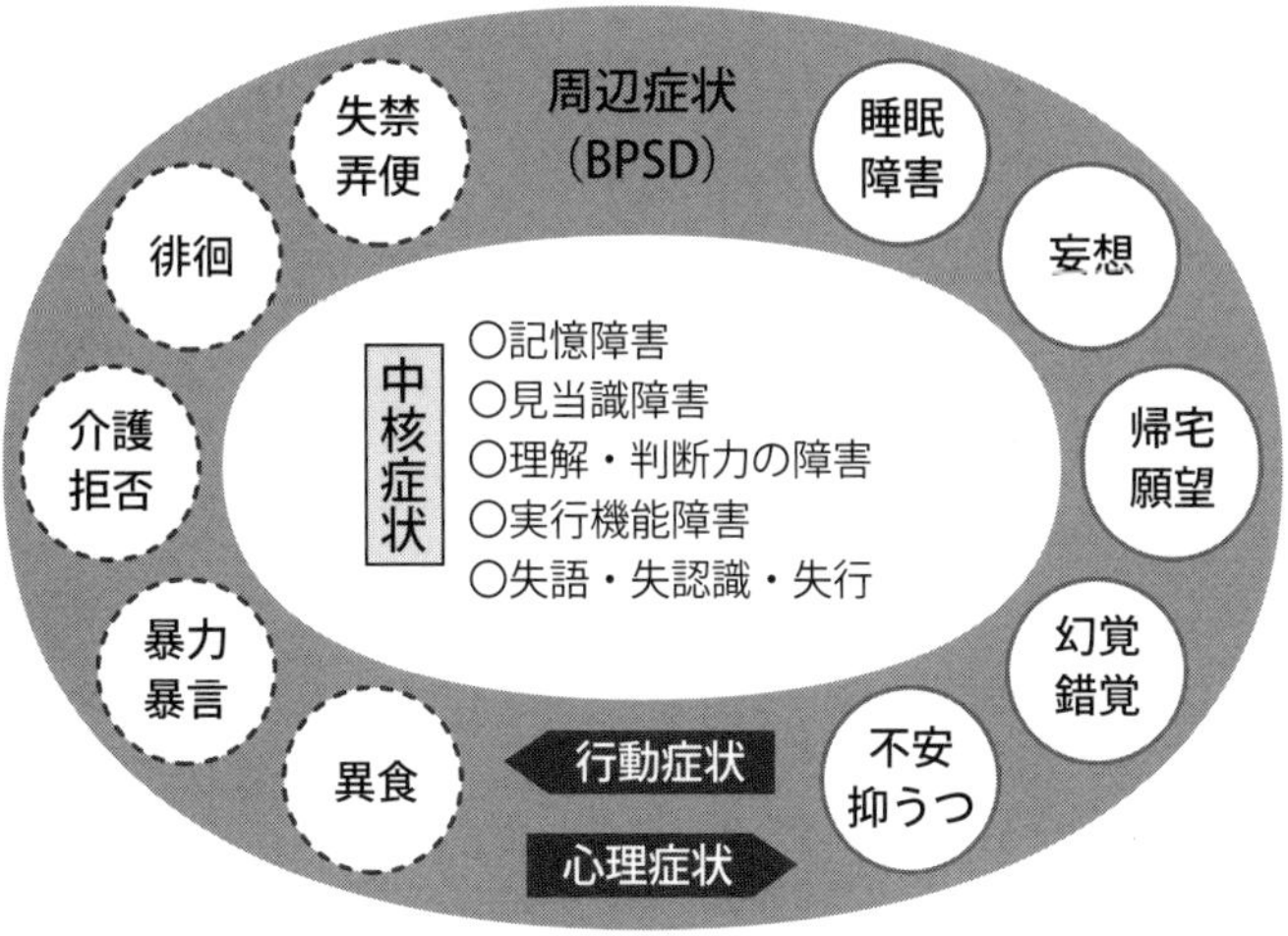

や不安、焦燥、暴言・暴力、卑猥な発言などの精神症状が認められます。

図27にわかりやすくまとめています。

神経細胞の変性に伴う代表的な認知症には次のようなものがあります。

アルツハイマー型認知症

認知症のうち半数以上はアルツハイマー型認知症です。アルツハイマー型認知症は、認知症の症状が進行する原因不明の脳が萎縮する病気です。メインの症状は近時記憶障害で、個人が経験した出来事に対しての記憶(エピソード記憶)の障害が特徴です。

レビー小体型認知症

ありありとした幻視が特徴的なレビー小体型認知症では、認知機能の急激な変動や日内変動などが起こります。パーキンソン病に特徴的な症状、すなわち手指の振戦《しんせん》（ふるえ）や動作が遅くなるなどの症状を起こします。

血管性認知症

脳の動脈硬化による脳梗塞、脳出血、小さい梗塞が多発することが原因となった場合に見られる認知症です。急激な発症と階段的な症状増悪、動揺性の経過をたどりやすいことが特徴的です。脳血管障害の中で30～40％が認知症を起こすとされています。

アルツハイマー型認知症、レビー小体型認知症、血管性認知症は三大認知症と言われ、３つを合わせると認知症全体の約85％を占めます。その他、前頭側頭型認知症などがあります。前頭側頭型認知症は、前頭葉と側頭葉が委縮するため、理性的な行動ができなくなったり、人格変化を起こし、堂々とした万引きで有名になった認知症です。

これ以外に、せん妄や水頭症、硬膜下血腫や脳腫瘍などでも認知機能の障害を起こすことがありますが、これらの病気については、根本的な原因疾患の治療をすることで認知症の症状が改善する、治療可能な認知症となります。

認知症の薬物療法

一般的な認知症には認知症の進行を遅らせることができる対症療法的な治療薬はありますが、今のところ認知症の認知機能を根本的に改善させる治療薬はありません。

認知症の非薬物療法

認知症には薬物療法のほか、運動療法などの非薬物療法もあります。

脳を活性化させる認知リハビリテーションは、人と関わるときの快い刺激、つまり、ほめられたり、役割を担ったり、ということを用いる治療法です。一方的に与え、教えられるのではなく、双方向のコミュニケーションであり、認知症の方が持つ能力を引き出すことがポイントです。

認知リハビリテーションは、低下した認知機能を改善するだけでなく、残存機能を活かして認知機能を補う方法です。このように記憶、見当識を改善させ、生活管理能力や社会性を高める方法の場合、成果は、セラピストの力に左右されるところがあります。

また認知症の中期以後では、家族や介護者との関わり方が重要です。家族や介護者とのコミュニケーションがうまくいかなくなることが周辺症状（ＢＰＳＤ）を誘発するの

図28ー認知症非薬物療法の原則　治療介入標的

認知	リアリティオリエンテーション（RO）、認知刺激療法
刺激	アロマ、マッサージ、活動、芸術、レクリエーション、ペットセラピー
行動	行動異常を観察し評価介入
感情	回想、バリデーション療法、支持的精神療法、刺激直面療法

ではないか、とも言われています。

フランスで生まれた認知症介護手法ユマニチュード

認知症の方と接する上では、介護分野の技術が参考になります。例えばユマニチュードというフランス発祥のコミュニケーションを重視した認知症介護の手法があります。

ユマニチュードとは、「人間らしさ」を意味するフランス語の造語ですが、認知症ケアで使われるユマニチュードとは、人間らしさを取り戻し、認知能力の向上を目指すケア・コミュニケーション技法の一つです。

この技法は、主に認知能力が低下した高齢者や認知症患者に対して行います。「見る」「話す」「触れる」の3つのケアの方法に「立つ」というケアの方法を加えるのがユマニチュードの特徴です。

その4つの手法を通して人間本来の特性に働きかけ、認知症の方に自分自身の尊厳をもってもらうことを大切にしています。

そのためには、介護者は認知症の方一人ひとりに合わせて、その方が必要としているケアのレベルに合わせることが必要です。


具体的にユマニチュードの4つの手法について説明します。

ユマニチュード

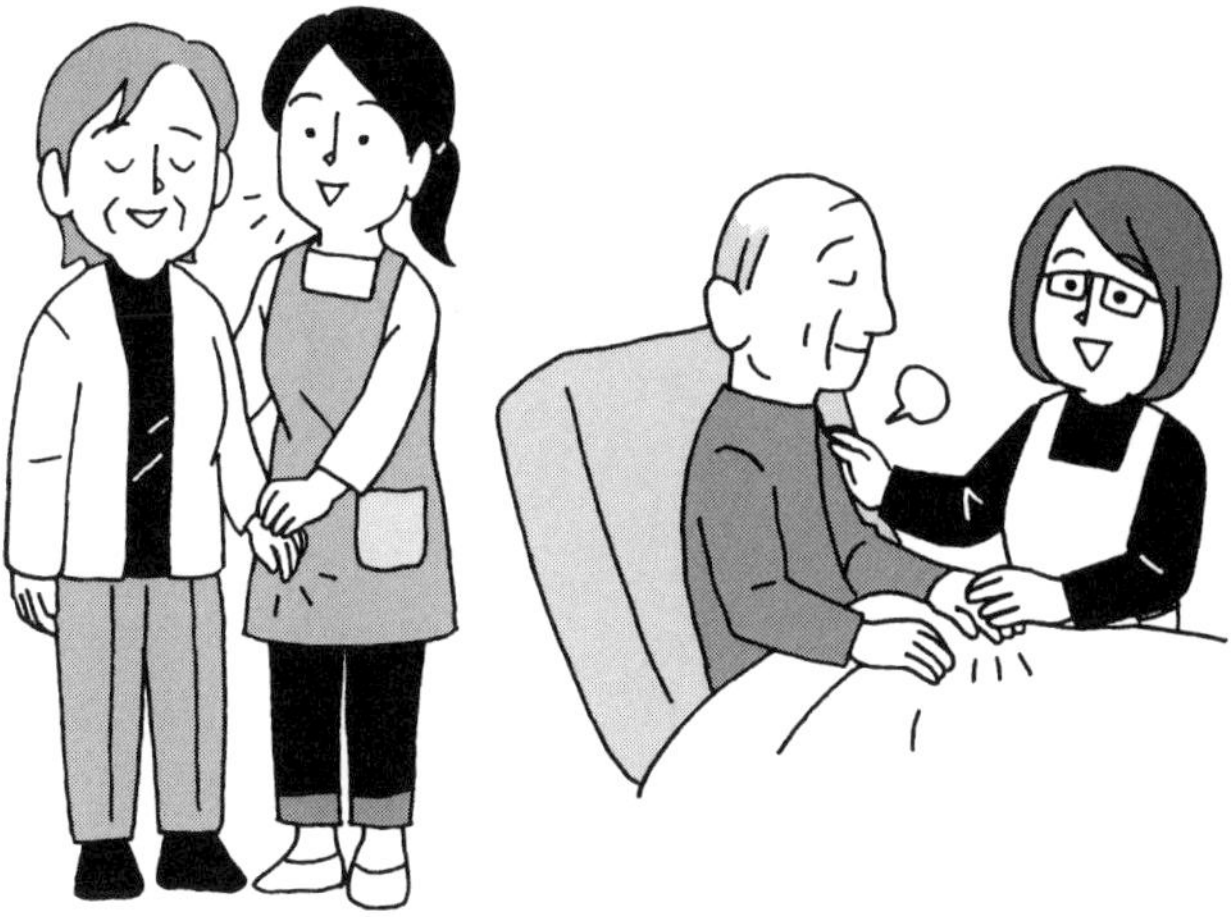

① 見る

介護者は意識して認知症の方の視界に入り、存在を認識してもらいます。次に20㎝ほどの距離に近づき、目の高さを合わせて、親しみを込めてアイコンタクトをとります。こうすることで、認知症の方に不快や不安を感じさせず、ケアを始められます。

② 話す

介護者が話しかけても反応のない認知症の方もいますが、きちんと声をかけていきます。アイコンタクトがとれたら、これからどのようなケアをするのか、ゆっくりと説明します。そして今、何をしているかを説明しながらケアを行います。

③ 触れる

介護される本人の手や背中などあまり敏感でない部分をそっと包むような感じで触れます。その際、本人の視界に入り、おだやかに話しかけます。ボディタッチをすることで、親しみを表したり、気持ちをほぐしたりすることができます。

④ 立つ

体を動かすことは、認知機能や健康状態の改善につながると言われていることから、ユマニチュードでは認知症の方が自分の足で立つことを重要視しています。

日常生活の中で横たわっている時間を減らします。立位でケアをするなど、1日20分以上は立つ機会を持ちます。とはいえ、安全が何より大事です。安全にできないかもしれないと思う場合には無理をせず専門家に相談しましょう。

認知症の方には、向精神薬（精神を落ち着かせるために使用する薬）の服用が必要な場合がありますが、ユマニチュードの技法を実践することで、精神症状が改善し、向精神薬の服用がいらなくなることもあるほどです。

共感し、力づけるバリデーション

認知症の高齢者の介護法に、バリデーションという方法があります。バリデーションとは、「確認」や「検証」を表す言葉です。

介護業界におけるバリデーションとは、高齢の認知症の方とコミュニケーションをとるための方法の一つです。高齢者が尊厳を回復し、引きこもりに陥らないよう援助する方法として、1963年にアメリカのソーシャルワーカーであるナオミ・ファイル氏により提案されました。

共感を基本に、一般の方には理解できない、認知症の方の言動や行動を、意味のあることととらえ、認め、受け入れる方法です。認知症の方が行動する経緯や感情を認めて共感し、力づけるのです。これは、認知症の人の訴えや行動の裏側にある想いを理解することを目的としています。

バリデーションを実践する際に重要なのが、傾聴《けいちょう》です。傾聴は、相手の話に真剣に耳を傾け、理解しようとする姿勢で聴くことを指します。単に聞くだけではなく、相手の感情や意図を理解し、共感や共鳴することを重視します。

認知症の方にとっては、言葉というものが意味のないただの記号になることがあります。会話をしていて、相手が聞いているようでも、意味を理解しているか判断するのが難しいこともあります。

バリデーション

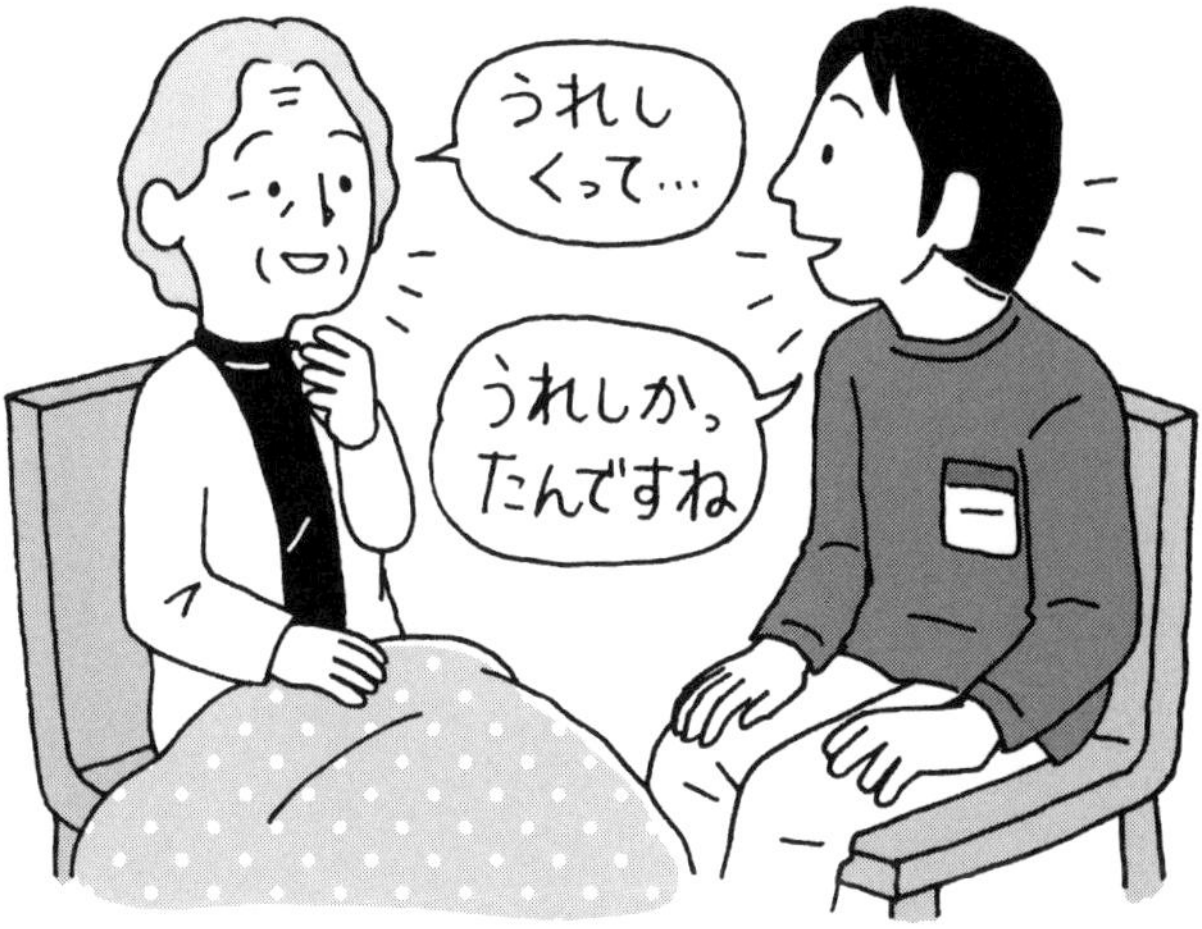

しかし、認知症の方が自らの言葉で話をしているとき、話を聞いてくれる人と聞いてくれない人の判断はできています。しっかり耳を傾けて聴くことが大事です。

例えば認知症の方が「誰かに見られている」と訴えたら、介護者はそれを否定するのではなく、「どんな人に見られていますか」とか、「どこで見ていますか」というように答えることで、認知症の方がそう発言したときの想いを教えてもらい、認知症の方が持っている感情や気持ちに近づきます。訴えの背景にある、認知症の方の奥にある想いに近づいていくのです。バリデーションでは、認知症の方のすべての行動には意味があるととらえ、なぜそのような行動をとるのかを探ります。そのとき、介護者が嘘をついたり、誤魔化したりしてはいけません。

バリデーションでは、状態に合わせて次の14のテクニックを使い分けて、認知症の方の想いや、行動の本質を知ると共に、不安や過度なストレスを取り除き、信頼関係を築き、安心してもらうことを目的としています。

① センタリング（精神の統一、集中）

介護者の方の精神状態が不安定では相手の心と向き合うことはできません。相手に共感し、同意できるように精神を統一するため、深呼吸などを繰り返して気持ちを落ち着けます。

② オープンクエスチョン（事実に基づいた言葉を使う）

「はい」「いいえ」で答えられない、5W1H（When いつ、Where どこで、Who 誰が、What 何を、Why なぜ、How どのように）での回答が必要となる質問を用います。自由に回答できる問いかけをすることで、認知症の方の考えを具体的に知ることができます。

③ リフレージング（本人の言うことを繰り返す）

リフレージングは質問を声の大きさや口調を真似て、繰り返し質問することです。認知症の方は、自分が言ったことを相手から確認できることで安心できます。

④ 極端な表現を使う（最悪、最善の状態を想像させる）

最高、最低、最悪といった極端な表現を会話で用いることで、感情を発散させる助けになります。

⑤ 反対のことを想像させる

認知症の方から何か訴えがあれば、反対のことを想像してもらうように促します。否定でも肯定でもなく、反対のことを想像させることで困難から立ち直った思い出を振り返り、解決方法を導き出すきっかけになります。

⑥ レミニシング（思い出話をする）

会話や質問を過去と結びつけて、懐かしい話をします。自分の置かれている状況がわからなくなる見当識障害を持つ認知症の方が、昔、自分で行っていたこと、考えていたことを思い出すきっかけになります。

7 真心を込めたアイコンタクトを保つ

視線を合わせて、長く見つめることで、相手の不安を取り除き、安心感を与えることができます。

8 曖昧な表現を使う

何を言っているか聞き取れなかったり、意味がわからなかったりした場合には、曖昧な表現を用いることでコミュニケーションをとることができます。

⑨ はっきりとした低い、優しい声で話す

低い声でゆっくりと、落ち着いた口調で優しく、はっきりと語りかけます。きちんと伝わる話し方ができているかどうか、注意します。

⑩ ミラーリング（相手の動きや感情に合わせる）

ミラーリングとは、鏡（ミラー）のように相手の表情や声の大きさ、行動などの姿を真似ることです。相手の言葉だけでなく、表情や声の大きさなどの行動も真似ることで、言葉以外のコミュニケーションを保つことができます。相手の気持ちを知ること、理解することにもつながります。

⑪ 満たされていない人間的欲求と行動を結びつける

認知症の方が不穏な行動や言動をする場合には、愛されたい、人の役に立ちたい、感情を発散させたいといった欲求のどれに当てはまるか考えてみます。

12 好きな感覚を用いる

視覚、聴覚、触覚、嗅覚など、認知症の方が好きな感覚（五感）を見つけて、それを連想させる言葉をコミュニケーションで活用します。相手の得意な五感に合わせることで、自分を理解してくれているという信頼関係を感じることができます。

13 タッチング（触れる）

肩に手を置いたり、両手で頬をそっと包み込んだり、触れることで安心感を与えることができます。ただし相手が触れられることに抵抗感があるようであれば、中断します。

14 音楽を使う

昔好きだった音楽や歌は、過去を思い出させる良い刺激となります。また、気持ちを落ち着かせることもできます。

我が子や、我が孫が、自分の真似をしたときに、心からかわいいと思う気持ち。この気持ちはミラーリングで説明でき、一種のバリテーションと言えるかもしれません。

この章では心・精神の病気についての簡単な解説と、認知症の方の対応について記載してきましたが、そもそも私たちの体のしくみはどうなっているのでしょうか。次の章では、多少学問的なお話になりますが、体のしくみについて記載していきます。

第5章

人体のしくみを知る

ヒトは動物である

ヒトの構造を考える上で重要な点は、**ヒトは動物、すなわち「動く物」である**ということです。

人類は、狩猟採集の暮らしをしていた原始時代から、食べものを求めて大自然の中を歩き回ったり、獲物を追いかけるために走り回ったりして、毎日十分に動いていました。

また、1日動き回っても、得られるのはほんの少しの食べものでした。

この情報は遺伝子の情報として受け継がれています。

しかし、文明の発展とともに、簡単に食べものが手に入る時代に入ってからは、かつてのように動き回ることがなくなり、運動不足になってきてしまいました。

原始時代から受け継がれてきた、毎日の運動を基本にして生活をするという生活習慣が、いきなり大きく変化したので、体は対応ができていません。

高血圧、糖尿病、脂質代謝異常など血管の老化を早める生活習慣病は、この遺伝子に逆らって運動をせず、カロリーオーバーの食事をとった結果、肥満となり発症します。

体を動かす場合、体は骨と筋肉で支えられています。

骨が脆くなり、特に背骨や大腿骨が折れて身長が短縮すると、足がしびれたり、痛んだりして、歩行困難となります。

骨が脆くなって引き起こされる骨粗鬆症《こつそしょうしょう》の予防となる運動療法では、体に少し負荷をかけるような運動が望まれます。

例えば、すり足のような歩行では負荷がかかる運動とは言えず、骨は強くなりません。極端に言えばジャンプしながら足を地面から離す運動が必要です。もちろん最初から無茶をすれば逆効果ですから、無理をせず、かかりつけの医師などに助言をもらいながら行ってください。

骨と同時に筋肉も鍛えなければなりません。筋肉には白筋と赤筋があり、主に白筋は瞬発力、赤筋は持続力に関係します。これらの筋肉を鍛えるには、白筋は瞬発力に関係する筋肉ですから重量挙げやジャンプのような運動となり、赤筋は持久力に関係する筋肉なのでマラソンのような持久力を付ける運動が基本になります。

エネルギー源は白筋では筋肉内のクレアチンという物質からATP（エネルギーの元となるもの）を作り、赤筋からは主に糖、一部脂肪の分解から効率よくATPを産生します。

次ページの図29を見てください。ATPに蓄えられたエネルギーが放出され、生物のいろいろな活動、例えば**生体物質の合成、物質の能動輸送、運動、発光、発電などに利用されています**。そして、一度ATPがADPとリン酸に分解・消費されると、直ちに呼吸代謝系からのエネルギー供給を受けて、上式の逆反応でATPが生成されます。

図 29―ATP の分解

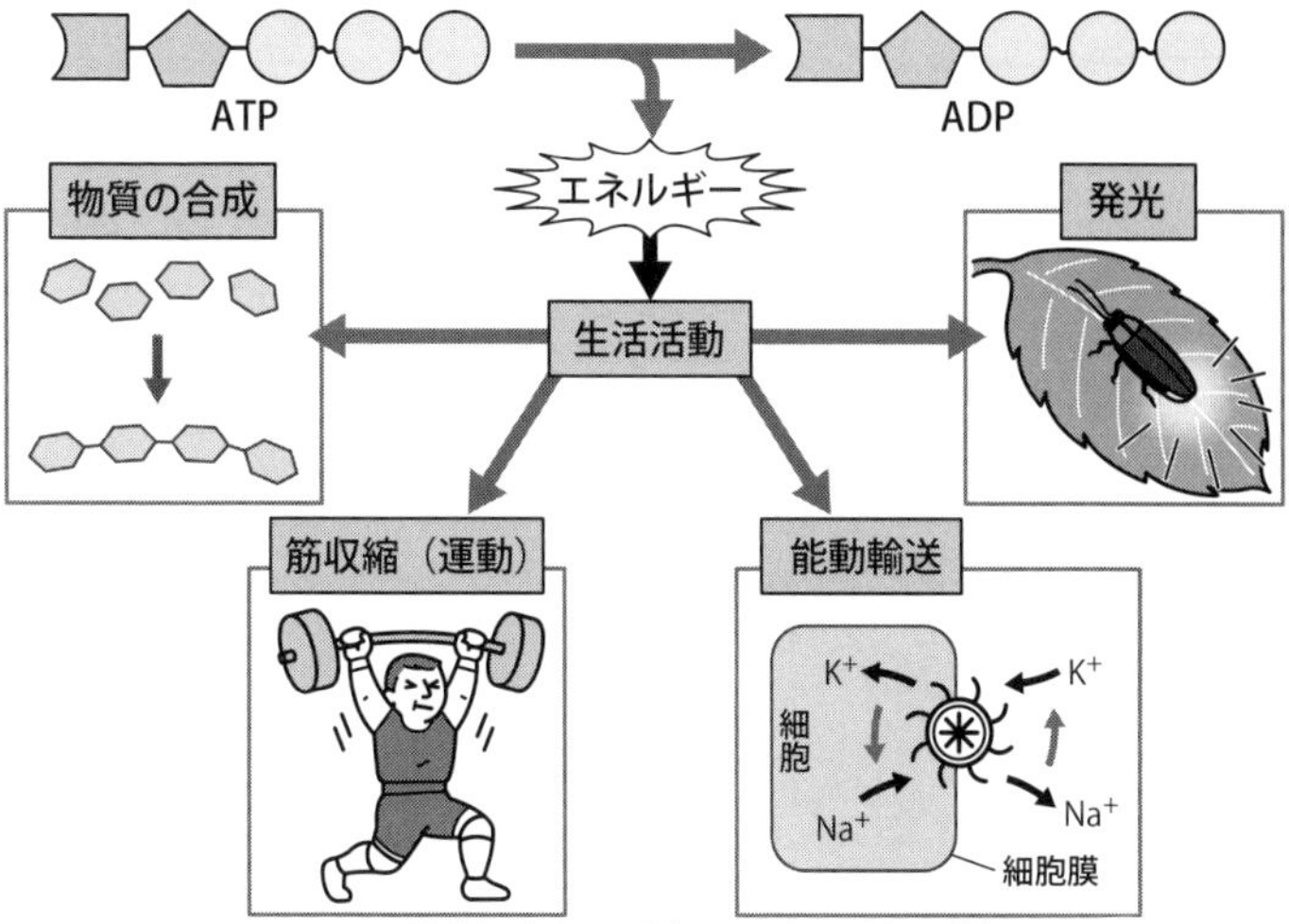

ATP が分解される過程でエネルギーが出る

そのためATPは生体内での**エネルギー通貨**にたとえられます。

ATPって何？

ATPはAdenosine triphosphateの略で、「アデノシン三リン酸」という物質です。ATPは、筋肉の収縮など生命活動で利用されるエネルギーの貯蔵や利用に関わり「生体のエネルギー通貨」と呼ばれています。私たち生物は、このエネルギーを使って動いています。

脳貧血と貧血はまったく別物

効率よく糖を分解しエネルギーを作るには、酸素が必要です。酸素を筋肉まで運ぶには、心臓のポンプ機能や血液中を流れている赤血球とその成分であるヘモグロビンが重要です。ヘモグロビンに酸素が付き、組織内で酸素と炭酸ガス（二酸化炭素）を交換します。よく、立ちくらみを貧血と考える方が多いですが、これは**脳貧血であり、主に自律神経の問題**です。

医学的に貧血といった場合には、循環血液量が少なく、赤血球の成分であるヘモグロビンが少ない状態を指します。この貧血の症状は、脳貧血のような立ちくらみではなく、むしろ労作時（運動時）の息切れとなります。

貧血は出血などによる鉄の欠乏が原因となることが多いですが、骨髄異形成症候群など、骨髄での赤血球の産生異常や、最近多くみられるようになった地中海貧血（サラセミア）などでも同じように貧血となり、酸素の運搬ができにくくなります。

もし、生理のある女性で立ちくらみや動悸、息切れなどの症状があれば、ほんの1㎖の血液を採ることで、すぐに検査で貧血かどうかを診断できます。不安な方はかかりつけ医と相談し、血液検査をしてみてください。症状の原因がわかれば不安の軽減につながると思います。

慢性呼吸不全

呼吸不全には急性呼吸不全と慢性呼吸不全がありますが、一般的に問題になるのは慢性呼吸不全がほとんどであるため、ここでは慢性呼吸不全について解説していきます。

慢性呼吸不全の中で大半を占めるのは、**タバコによるCOPD（慢性閉塞性肺疾患）です**。

COPD（慢性閉塞性肺疾患）は、Chronic Obstructive Pulmonary Disease の略で、慢性気管支炎や肺気腫と呼ばれてきた病気の総称です。

長期間にわたり有害な物質を吸入することで、肺や気管支が炎症を起こし、呼吸がしにくくなる病気です。

慢性呼吸不全にはCOPDの他、肺結核後遺症や間質性肺炎などがあります。いずれにせよ慢性呼吸不全は、肺での酸素取り込みができずに血中の酸素濃度が低下する病態です。一部、炭酸ガス（二酸化炭素）が溜まる病態もあります。

肺の毛細血管では、赤血球に酸素を渡し、炭酸ガスを抜き取る作業が行われています。

肺は、呼吸の過程で空気中の酸素を吸い込み、拡張と収縮を繰り返し、空気中に炭酸ガス（二酸化炭素）を排出するというガス交換を行う、非常に柔軟な組織です。

タバコを長年に渡り吸い続けていたり、長期間呼吸器感染症にかかっていたりすると、気管支から肺胞までに、慢性的に気道の炎症が起きて慢性気管支炎となり、空気の通り道が狭くなります。

加えて、肺胞や肺組織の弾力性を持つ部分が破壊されることにより、肺気腫（肺組織

図30－健康な肺とCOPDの肺

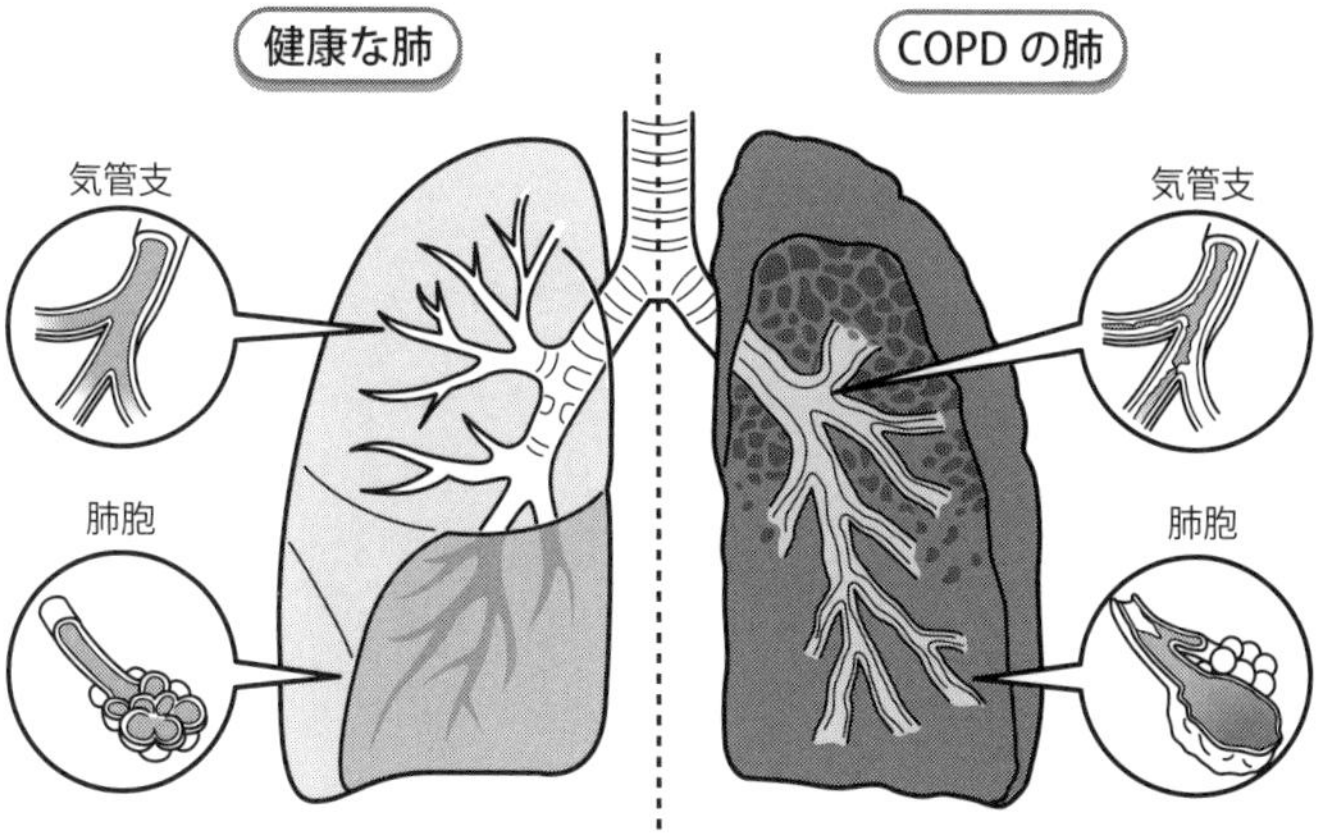

COPDの肺は、たばこの影響で肺全部が黒く変色します。また気管支がつぶれ、中に痰がたまって空気が通りにくくなったり、肺が壊れて穴があくなどの変化が見られます。

の異常な拡張）が起こります。肺の弾力性が低下し、肺の拡張性や収縮性が制限されることでガス交換の効率が悪くなります。ちょうどゴム風船のゴムが古くなり伸び縮みができなくなるようなものです。

慢性呼吸不全の初期には息切れなどの症状はあまりありませんが、運動時などでたくさんの酸素を必要とする場合には肺での酸素の取り込みが追いつかなくなり、低肺機能による低酸素血症となって息切れが起きます。このような症状が出た場合、慢性呼吸不全の状態はかなり進行していると考えられます。

図31－在宅酸素療法（ＨＯＴ）

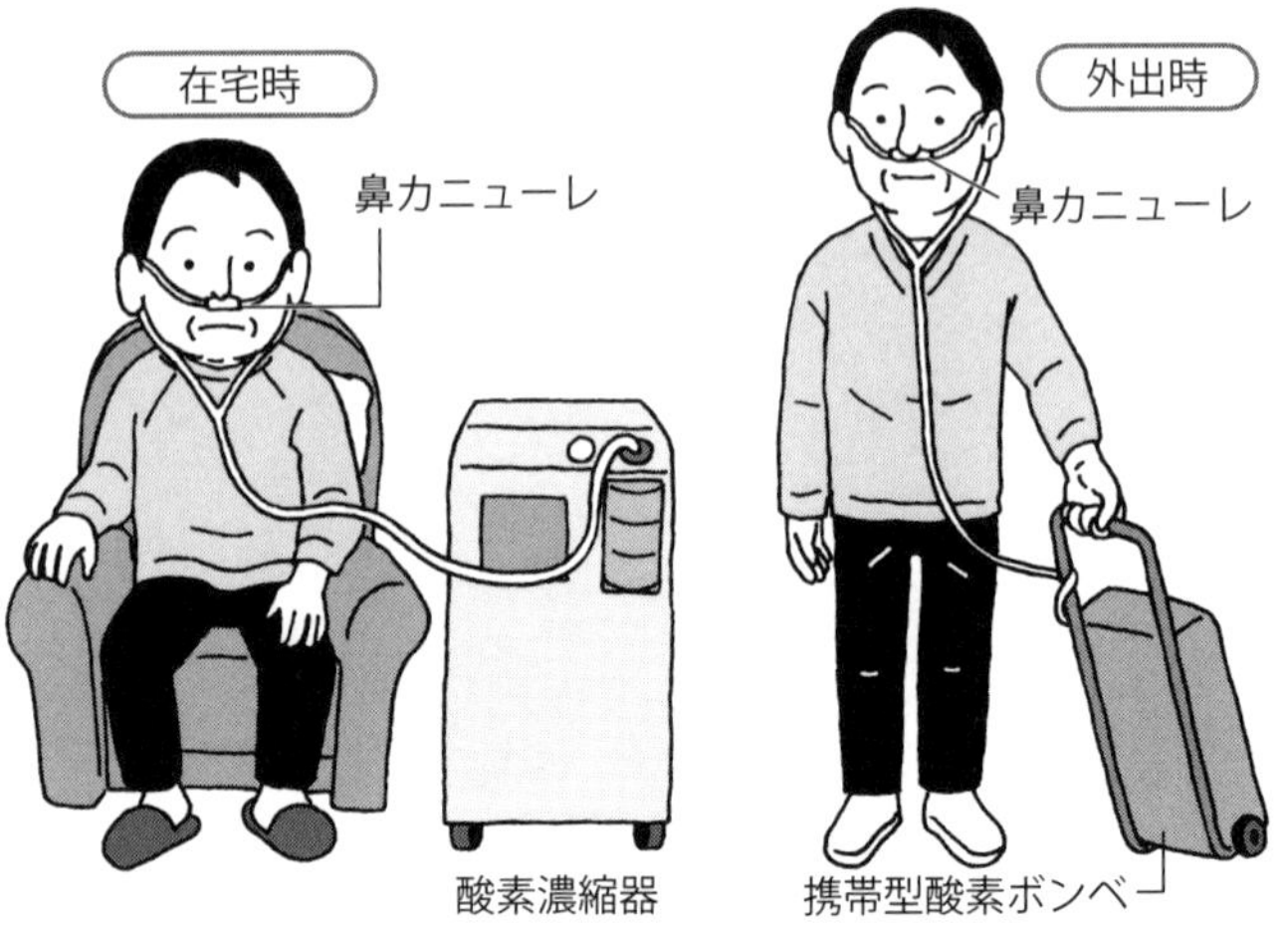

体が酸素を取り込めない状態となると、近い将来、自宅など、病院の外でも酸素を吸入しながら治療生活をするという在宅酸素療法（ＨＯＴ：Home Oxygen Therapy）が必要になることも多いです。

もしタバコを吸っているのであれば、ただちにやめるべきです。

心不全

労作時（運動時）の息切れで、呼吸不全と間違えやすい病態に心不全があります。

心不全（129ページ参照）は、心臓に原因があって体に必要な酸素を送ることができず、労作時（運動時）などの息切れが起きる病態です。心不全は、入院しなければいけないような状態まで悪化すると、その予後は、がんよりも短命になります。
死亡数についても、心不全による死亡のほうが、がんによる死亡よりも多いとも言われています。
さらに最近では、高齢者の増加に伴い、心不全の方が大幅に増加することを、感染症患者の爆発的な広がりに例え、警鐘のために「心不全パンデミック」などという言葉が使われるようになりました。

心不全って何？

心不全とは、心臓のポンプ機能が破綻した結果、左心不全では呼吸困難や倦怠感、右心不全では主に浮腫が出現し、それに伴い運動耐容能が低下する症候群で、命を縮める病気です。

心不全には、主に心臓の収縮性が悪くなった心不全であるヘフレフ（ＨＦｒＥＦ：Heart Failure with reduced Ejection Fraction）と収縮機能は保たれていますが拡張性が悪くなった心不全であるヘフペフ（ＨＦｐＥＦ：Heart Failure with preserved Ejection Fraction）の２種類があります。

ヘフレフは主に心筋梗塞の後で起こり、ヘフペフは高血圧などにより、心臓に負荷かかかることで心臓が肥大することが原因で起こります。症状は共に労作時（運動時）の息切れです。

ヘフレフでは、海外の映画タイトルにちなんだしゃれたネーミングで「ファンタスティックフォー(fantastic four)」と言われる薬物治療が数年前から行われるようになりました。

ファンタスティックフォーとは、心不全の治療薬である「β遮断薬」「ARNI※」「MRA※」「SGLT2阻害薬」の４つの薬のことです。

※ＡＲＮＩ：アンギオテンシン受容体・ネプリライシン阻害薬

※ＭＲＡ：ミネラルコルチコイド受容体拮抗薬

早期にこれらの内服を適切に導入することで、生命予後を伸ばして心不全患者の入院を減らすことが期待され、今後の心不全患者さんの治療薬の主体となっていくという考え方です。

心不全にはいろいろな症状が現れますから、坂を上ると苦しいとか、安静にしているときでも息が切れるなど、患者さんの自覚症状から診断します。しかし、自覚症状は人によりばらつきが多いため、検査で血液中のＢＮＰという物質が測定されるようになりました。

日本心不全学会からもその診断の有用性が認められ、最近ではクリニックでも迅速診断ができるようになっています。

ＢＮＰって何？

ＢＮＰはbrain natriuretic peptideの略で、脳で発見された「脳性ナトリウム利尿ペプチド」というホルモンです。現在ではストレスによって心臓（心室）から分泌されるホルモンとして認識されています。

ＢＮＰの上昇は「心臓に負担がかかっている」状況を鋭敏に反映し、「心不全」を診断する上で有用な指標になっています。施設によってはBNPの代わりにNT-proBNPが測定されることもあります。両者は同じ心不全の診断の指標として使われていますが、基準値が異なるので注意が必要です。

また、運動が好きじゃないと言われる方の中には、実は運動すると息が切れて苦しくなるのが原因ということがあります。**息が切れて苦しくなるから運動しない、運動しないからより体力が低下し、少し動いただけで苦しくなる、といった悪循環になり、やがて動けなくなり、寝たきりになります。**

動物は食べ物を求めて毎日動き回っています。**私たち人間も動物ですから、日々動き回って体力をつけておかなければ体力を維持することができずに動けなくなり、寿命が短くなります。運動は動物の基本です。**

体温調節

体内でホルモンや神経、酵素などが最も効率よく働くには、「ある一定の温度で、変化が少ない状態」が望ましいです。このため、ヒトの体は体温調節がしっかりなされるようになっています。

例えば、体温が上がり過ぎた場合には、汗をかいたり、血管を広げたりして体温を下げようとします。逆に体温が下がり過ぎた場合には、ふるえて熱を産生したり、立毛筋を働かせたり、代謝の亢進をさせたりして体温を上げようとします。同時に、ヒトの場合には行動性体温調節と言われるように、寒い環境の中では服を着たり、火を炊いたりして暖を取ります。

かぜをひいて熱が出るときは、ふるえて産熱を多くして体温をある設定温度まで上昇させます。逆に解熱剤を飲んだ後や、風邪が治る兆候として熱が下がる場合は、放熱手段として汗が出て体温を下げます。これも生物が内部環境のバランスを一定に保つためのホメオスターシスのしくみです。

肥満の汗かき、痩せの大食い

体内では呼吸や代謝を行うことで熱が作られます。この体内で作られた熱を放熱してちょうど良い体温にしているわけですが、肥満の方は体内の熱を放出しにくいので冷却のために汗をかきます。特に食後は代謝が行われるために熱が作られ、この余分な熱を逃がすために食後に発汗します。特に顔面の大汗腺から多量の汗が出ます。

一方、痩せている方はたくさん食べた食後でも、もともとの皮下脂肪が少ないために脂肪の断熱効果がなく、汗も少なく、むしろ寒がりとなります。食事のカロリーも体温維持のための熱産生に使われるために、太ることができない、ということになります。

汗には体温の調節に関係する汗と、動物のにおいに関係する汗があり、前者はエクリン汗腺から作られ、後者はアポクリン汗腺から作られます。極めて暑い環境では、体を

図－32　肥満の汗かき、痩せの大食い

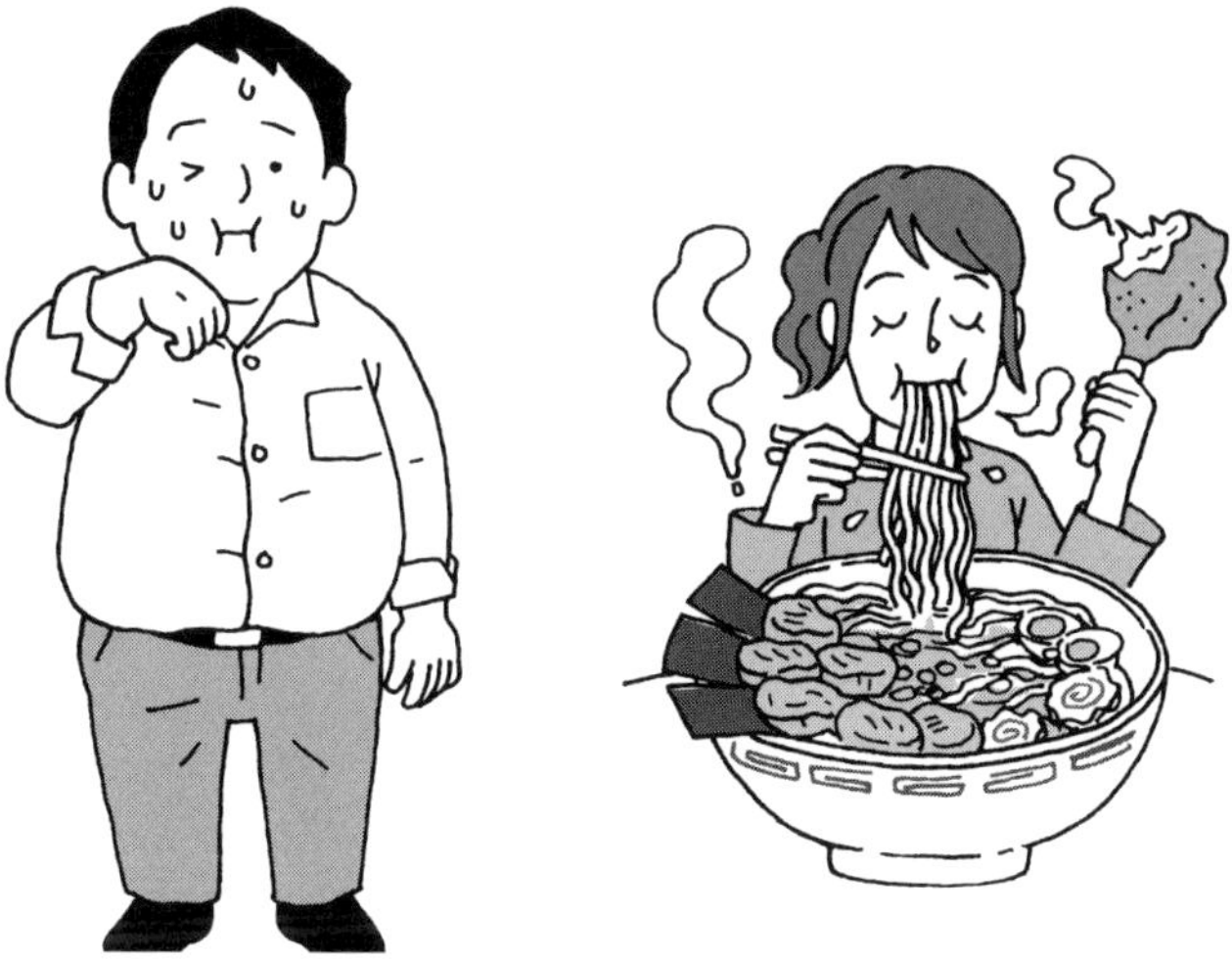

冷却するため、多いときには汗は何ℓリットルも作られます。

ヒトの血液は体重の13分の1とも言われ、60kgのヒトを基準とすると血液は約5ℓリットル前後となりますが、時には1時間にそれに等しいだけの汗が出ることがあります。血液以外にも細胞外液や細胞内液から水分が動員されて汗を作ります。

また、緊張しているときなど、神経が過敏になると、精神神経性の発汗が出て、手の平や足の裏に汗をかきます。このとき、手が冷たくなるのは、血管が収縮することと相まって、手の平の汗腺からの汗の冷却によるところも多いです。

これら体温調節についてもすべてホメオスターシスの働きによるものです。

ホメオスターシスの機能が破綻することで症状がでたり、病気となったりしますが、次の章では診療所でよく見かける症状や病気について解説していきます。

第6章

診療所で
よく遭遇する
症状と疾患

受診されることが多い症状や疾患

病気を診断するときには、まず症状から病態を考えます。病態から考えられる疾患のすべてを考え、その中から、患者さんの性別、年齢、職業などを考慮して病気を絞り込んでいきます。

次に、できる限り侵襲性《しんしゅうせい》の低い（体への負担が少ない）検査から行い、それでも何の病気なのかわからない場合には、侵襲性のある検査も考慮して診断の確率を高めます。その後、病態の説明をして投薬などの治療を行います。

同時に、確率は低いけれども、がんなどの重大な疾患が隠れていないかどうかを患者さんと一緒に経過を観察します。

では、診療所ではどんな症状や疾患で受診しているのでしょうか。

診療所でよく遭遇する症状と疾患について、次に羅列します。

痛み

痛みは急性（急速かつ突発的に痛くなる）の痛みと、慢性（長期間にわたって持続する）の痛みに分けられます。部位別に頭の先から足の先まで、どこが痛むのかで、その部位の名と原因から診断や病名がつきます。

例えば頭部の痛みには、頭痛があります。急性頭痛（かぜ、脳卒中）や、慢性頭痛（片頭痛、群発性頭痛、緊張型頭痛）などです。

胸部の痛みには、心臓の場合と肺の場合がありますが、ときには帯状疱疹のように皮膚感染症もあります。心筋梗塞、肺梗塞、気胸などによる重大な病気もありますが、心臓神経症など心の病気からの症状もあります。

腹部の痛みにも、急性の腹痛と慢性の腹痛があり、急性の腹痛には感染症が原因となることが多いですが、中にはがんであったりもしますから、注意が必要です。

腹部の痛みには、消化器疾患の可能性も考えます。

急性の腹痛であれば、胆石発作などの炎症性腸疾患の可能性がありますし、慢性の過敏性腸症候群の可能性もあります。ちなみに、女性の胆石には4Fと言われる特徴的な傾向があります。40歳以上（Forty）の肥満傾向（Fatty）のある女性（Female）で家族歴（Family）があるとまず胆石発作を疑います。

手足の痛みには、整形外科的な病気や、循環器的な病気、その他にもいろいろな場合があるので検査が必要になることが多いです。

性別でいうと、男性では、前立腺疾患（肥大、炎症、がん）の痛みで受診することが多く、女性では、子宮や卵巣などの婦人科的な疾患でも、痛みを主訴に受診されることがあります。検査をしたことで、泌尿器系の疾患についても、はじめは内科系のクリニックで見つかることも少なくありません。

不整脈（脈拍異常）

不整脈には、脈拍が早くなる頻脈性の不整脈と、脈拍が遅くなる徐脈性の不整脈があります。頻脈性の不整脈の原因としては、期外収縮や心房細動があり、徐脈性の不整脈の原因としては、洞不全症候群や、脚ブロックなどの各種ブロックがあります。

このうち、頻脈性の不整脈である心房細動は、脳梗塞の原因の約半分を占めているため、注意が必要です。また、意識消失や冷や汗などを伴う場合には、緊急性があります。

呼吸異常

過呼吸や呼吸困難、息苦しさで受診したときには、酸素飽和度（ＳｐＯ２）を測定します。ＳｐＯ２が96％以下であるときには要注意です。

一方で、ＳｐＯ２が99％以上あるにもかかわらず、息苦しさを訴えている場合には、心の病気が隠れている可能性も考えて診断・治療していきます。

感染症

呼吸器感染症は上気道から下気道の炎症（咽頭、気管支、肺）で、熱、咳、痰に注意します。膿のような緑色の膿性の痰に加えて、熱や呼吸苦があれば、まず肺炎が疑われます。昔の病気だと思われている肺結核も、いまだに年間４万人の感染者があるので除外診断が必要です。

また、帯状疱疹が見つかることもあります。

風邪症候群は、種々の原因による上気道の急性炎症の総称で、発熱、咳、のどの痛み、痰、鼻水などの症状が多いです。

食欲不振、体重減少

急性の症状の場合と慢性の症状の場合があり、原因として、胃炎、胃潰瘍、胃がんなどの消化器疾患の他に、甲状腺機能異常などが考えられます。

また、うつ病など、心・精神の病気が原因のこともあります。

めまい、動悸、息切れ、胸痛

症状が多岐にわたるときには、年齢や性別にもよりますが、心・精神の病気が隠れている場合も多いです。もちろん、体の病気の可能性を否定することは必要です。

心電図など、心臓疾患の除外のために検査を施行することも多いですが、血圧も非常に参考になります。

かゆみ

湿疹は塗り薬が主となります。しかし、蕁麻疹《じんましん》には塗り薬は効かないことが多いので抗ヒスタミン薬（アレルギー反応を抑える薬）を内服して様子をみます。

また、皮膚の見た目では似ていても、湿疹はかゆく、帯状疱疹はチクチク痛みがあるので、痛みの状態も問診で確認して診断・治療をします。

浮腫

押して跡が残るのは、間質（細胞の間を満たしている空間や組織）に漏れた水分で、血液の浸透圧、血管の透過性、リンパ管や静脈圧の亢進と関係しています。足の浮腫は、足を挙上したり、利尿剤の服用でおさまることが多いですが、右心不全もあるので注意が必要です。

水分以外の間質物質の増加では、甲状腺機能低下症などが原因の場合もあります。

目の症状

眼鏡で調節できるかどうか、白内障、緑内障、網膜疾患などの病気が隠れていないかを気を付けながら診察をします。

耳や鼻の症状

聴力障害の有無や、回転性のめまいの有無、においに異常があるかどうかや、鼻汁が出ているのであれば、水溶性の鼻水か膿性の鼻水なのかを観察して診断・治療をします。

睡眠障害

睡眠には、寝つきが悪い入眠障害、途中で起きてしまう途中覚醒、朝早くに起きてしまう早朝覚醒に加えて、眠りが浅いなどの熟眠障害があります。

睡眠は、生活習慣やうつ病などの心・精神の病気と深く関わっています。

排尿異常

頻尿、多尿、尿漏れ、尿閉（尿が出ない状態）などで受診する方も少なくありません。

男性の尿閉や、女性の尿漏れなどは、60歳以上では約3割とも言われています。

排便異常

便秘や下痢などの便通異常で悩まれている方も多いです。慢性便秘症と過敏性下痢症候群などが原因のことが多く、現在では薬も多く出ています。ただの便秘だから、と受診しない方の中には、実は何か他の病気が隠れている可能性もあります。市販薬でもなかなか改善しない方は一度受診してみてください。

女性特有の症状

生理不順や、更年期症状、子宮がんや、卵巣がんなどの婦人科疾患で受診される方もいます。

男性特有の症状

LUTSは"Lower Urinary Tract Symptom(下部尿路症状)の略で、前立腺肥大症、過活動膀胱、神経因性膀胱、尿路炎症性疾患など、さまざまな下部尿路機能障害によって起こる排尿に関する症状の総称です。こういう泌尿器科の専門疾患なども、普通のクリニックで治療している場合もあります。

前立腺がんの方も、経過観察はかかりつけ医で見るということもあります。

気分障害

最近では、心・精神の病気で受診する方が増加傾向にあります。

うつ病などの他に、躁うつ病（双極性障害）、統合失調症や発達障害が隠れている場合もあります。体の病気と心・精神の病気には密接な関係があります。

体の症状として出てくる心・精神の病気と、心・精神の症状として出てくる体の病気があります。不調を感じているにもかかわらず、躊躇している場合には勇気を出して受診してみましょう。

しこり

しこりが気になって受診することも多いです。しこりができる病気には「粉瘤《ふんりゅう》」「ガングリオン」「尋常性《じんじょうせい》ざ瘡《そう》(ニキビ)」「乳腺炎《にゅうせんえん》」「脂肪腫《しぼうしゅ》」「滑液包炎《かつえきほうえん》」「表皮嚢腫《ひょうひのうしゅ》乳腺症《にゅうせんしょう》」「皮膚がん」「乳がん」などがあります。

狭心症、心筋梗塞

心筋梗塞は、2種類ある狭心症から起きることが多い病気です。

1つ目は、冠攣縮性《かんれんしゅくせい》狭心症や異型《いけい》狭心症から起きる心筋梗塞です。2つ目は、冠動脈硬化からの労作性《ろうさせい》狭心症から心筋梗塞が発症します。

冠攣縮性狭心症や異形狭心症から起こる心筋梗塞は、朝か夕方の決まった時間、主に自律神経の嵐と言われる交感神経と副交感神経の切り替わる時間帯に発症することが多いことが特徴です。また、冠動脈硬化が原因で起こる心筋梗塞は、決まった運動量に達したとき、具体的に言うと、収縮期血圧×心拍数が、心筋酸素消費量を表し、この値がある一定の値に達したときに発症しやすいのが特徴です。

脳卒中

脳卒中は、脳の血液の流れが突然止まるか、出血することで脳細胞がダメージを受ける病気で、脳梗塞や脳出血のことです。

脳卒中の中で頻度が多いのは、脳梗塞です。FASTと呼ばれる、脳卒中の疑いがあればすぐに病院に来て欲しいという願いを込めた言葉があります。FASTには一文字ずつに意味があります。それぞれ、F：face(顔のゆがみ)、A：arm(腕の片麻痺)、S：speech(言葉の障害)、T：time(すぐに受診・症状が出た時間からの時間経過)という意味です。

脳卒中は、症状が出てしまったときには一刻も早く専門病院に受診することが重要ですが、日々の予防が大切です。

脳梗塞の原因で一番多くてしかも予防可能なのは、心房細動からの心原性の脳塞栓です。その重要性から、アップルウオッチなど、生体での情報をとるＩＴ機械が増えてきました。

その他、頸動脈のプラークの破綻や血圧の高値や血圧の変動によるラクナ型の脳梗塞があります。

脳出血は、脳動脈瘤の破裂などで急激な血圧の上昇が起こり、発症します。

加えて、大動脈の破裂や肺塞栓症などで起こる脳卒中もあります。

以上が、診療所でよく遭遇する症状や疾患です。

何らかの症状があり、その症状が持続することで必要以上に不安になる方も多いですが、「直接は死なない病気」であれば症状があってもそこまで不安になる必要はありません。

本当に怖いのは生活習慣病からくる、がんや心血管病などの「直接死ぬ病気」です。

特に生活習慣病は、サイレントキラーとも言われ、通常は何も症状がありませんが、一旦ある閾値を超えると、心筋梗塞や脳梗塞を発症して大変なことになります。

食事、運動、睡眠、ストレスのコントロールなど、日々の生活習慣に注意し、100歳まで健康な体を維持し、幸福な老い（サクセスフルエイジング）を目指しましょう。

各種疾患の診方・考え方

クリニックで一般的に行われる各種検査の説明をします。

採血のデータを見るときには、正常範囲と基準範囲に注意して、病気の可能性や危険性の確率を検討する必要があります。

呼吸器疾患での検査としては、胸部レントゲンで肺炎の検査や、肺活量、1秒率などで呼吸機能を調べます。

呼吸不全が疑われる場合には、ＳｐＯ２を検査しますし、気管支喘息、咳喘息が疑われる場合には、呼気中のＮＯ濃度（一酸化窒素の濃度）などの検査があります。

心不全の指標としては、採血でのＢＮＰなどが指標となりますし、胸部のレントゲンを施行して、心臓の大きさを見ることもあります。

身長、体重、体温などですら毎日、日内変動がありますから、その点も注意が必要です。

視力や、眼圧、聴力や、平衡機能、認知症の簡易検査として、認知機能などの心理検査（図26、99ページ）も施行します。最近では、フレイルと言われる虚弱化評価として、握力を測定することもあります。

症状があって、不安だけど、どこに受診したらいいかわからないという方は、一度かかりつけ医に相談すると解決の糸口が見つかるかもしれません。

第7章

「幸福な老い」と
かかりつけ医

「幸福な老い」を実践する85歳

私がゴルフをご一緒する85歳の外科医のAさんがいます。学生時代は野球部で活躍されたそうですが、50歳過ぎてからゴルフを始められ、これまで何回もエイジシュート（age shoot）をされました。

エイジシュートとはゴルフのプレーヤーの一つの大きな目標で、自分の年齢と同じ、もしくは年齢以下のスコアで18ホールを回り切ることです。年齢を重ねても、実力がありかつ体力が維持されていないと、達成することは極めて難しいものです。

Aさんの日常の生活をうかがうと、まさに理想的な規則正しい生活です。アルコールは少々嗜まれますが、もちろんタバコは吸われません。ゴルフでエイジシュートを達成するには体力の維持とともに、気力が必要です。ほぼ毎日の練習や運動が欠かせません。

プレーをご一緒するとたいへん紳士的で、自分よりはるかに年齢が若い人とのプレーでも適度に気を遣い、相手に嫌な思いを決してさせないようにプレーされるので、周りの皆が楽しい気分になります。

さらに自分の知識を増やすために、常に勉強を欠かさず、わからない症例なども、恥じることなく周りの皆に相談や質問をされます。何事にも積極的でいつも楽しそうにされています。

第一に自身の健康管理を怠らないこと、皆と調和して同じ目標に向かって頑張ること、さらに、気遣いを持ちながら知識欲を失わないことなど、Aさんの生き方はいつも参考になることばかりです。

90歳を過ぎて、ますます活動的な女性

印象に残るもうおひとりのお年寄りBさんがいます。Bさんは小さい頃から左足が短く、スムーズな歩行ができませんでした。80歳を前にして、何としても一度は自分の足で歩きたい、とおっしゃるので、10年前に脚延長術（骨を延長させる手術）が行える整形外科を紹介しました。Bさんは1年がかりで術後のリハビリを経て、現在、杖は要るものの、しっかりと歩けるようになりました。

以前は、足が悪くて外出ができなかったため、趣味の囲碁も打つことができませんでしたが、術後に左右の脚の長さが同じになり、うまく歩けるようになったため、積極的に囲碁会に参加するようになり、囲碁もさらに上達されました。

それと時を同じくして、以前から通所しているデイケアでも見違えるほど活発に活動され、いまでは毎日が楽しそうです。

なんとしても自分の足で歩きたい、という強い意志と、何歳になっても健康に対する積極性による行動の賜物と言えましょう。

お二人に共通するのは、しっかりした健康管理と、継続できる趣味を持ち、周りの皆さんとコミュニケーションをとりながらその日その日を楽しんで暮らしていることです。常に好奇心を忘れず、前を向いて元気に過ごされている姿を見ると、不安に押しつぶされるという感覚は微塵もなさそうです。

逆に、お二人よりずっと若くても、少しどこかが痛くなったり違和感を覚えると、やはり自分は重病人だ、と考えて不安になる方もいます。場合によっては1つ目の病院の診察に満足がいかず、他の病院へ行ったけれど同じようなことを言われ、どこかが悪いと言ってもらうことを期待してまた別の病院へ行くという行動をくり返すようなドクターショッピングをするようになる方もいます。

積極的に毎日を楽しく有意義に暮らしても、必要以上に不安を持ち続け、時間を無駄に過ごしても、時は同じように過ぎていきます。皆さんはどちらの生き方に共感できるでしょうか。

何か気になることがあるとすぐに焦ってドクターショッピングをする前に、慌てることなく、自分でもある程度の医学的知識を持ち、同時に信頼できて手軽に相談できる医師（かかりつけ医）を持つことが、不安をなくし、趣味や好きなことを通じ仲間を増やすのに重要だと思います。

かかりつけ医の仕事

かかりつけ医の仕事は、「患者さんの必要以上の不安を取ることを第一に考える」ことだと考えています。

健康に対しての不安を取るには、死因とその原因となる病気の大枠を知り、今の状態が確率的にどの程度の病気なのかを知ってもらうことです。簡単な疾患はすぐに治療し、緊急性を要する疾患は医療連携で適切なところに行けるように手配していくことです。

ここ数年間は、新型コロナウイルス感染症の関係でしばしば連携先の病院が見つからないことが多かったですが、2023年5月8日に新型コロナウイルス感染症が、感染症分類の5類（図16、63ページ）になったことで、一安心しております。

かかりつけ医としての役割は、病気のしくみをわかりやすく説明し、必要以上の不安をなくすこと、生活習慣病など、症状がなくても重大な疾患につながる病気の治療アドヒアランス（患者が医師や医療専門家から指示された治療方針に同意して薬物療法などの治療計画をきちんと実施すること）の向上に努力すること、患者さんの訴えの中から、軽症のものと重症のものを見極めて適切に対処することだと思っています。

また、患者さんに病気のことについて説明する場合、医療関係者は知らず知らずのうちに専門用語を使って話してしまい、患者さんとの意思の疎通が不十分なことがあります。これでは、かかりつけ医の使命である「患者さんの必要以上の不安を取ることを第一に考える」ことが難しくなります。

では、医師と患者の理想的な関係とはどういったものでしょうか。

医師と患者の関係

基本的な考えとして、医師と患者は共同して病気に立ち向かうことが重要です。どちらか一方が相手をけなしたり信用しなかったりしたら、正しい診察は困難となります。これではお互いが損するばかりで何の得になることもありません。

かかりつけ医の重要な状態に、お互いの信頼関係を構築することが考えられます。過度に気を遣うこともなく、気楽に何でも話ができる状態が大切です。

モンスターペイシェントと言われる患者さんの中には、医師のほんの些細なミスをま

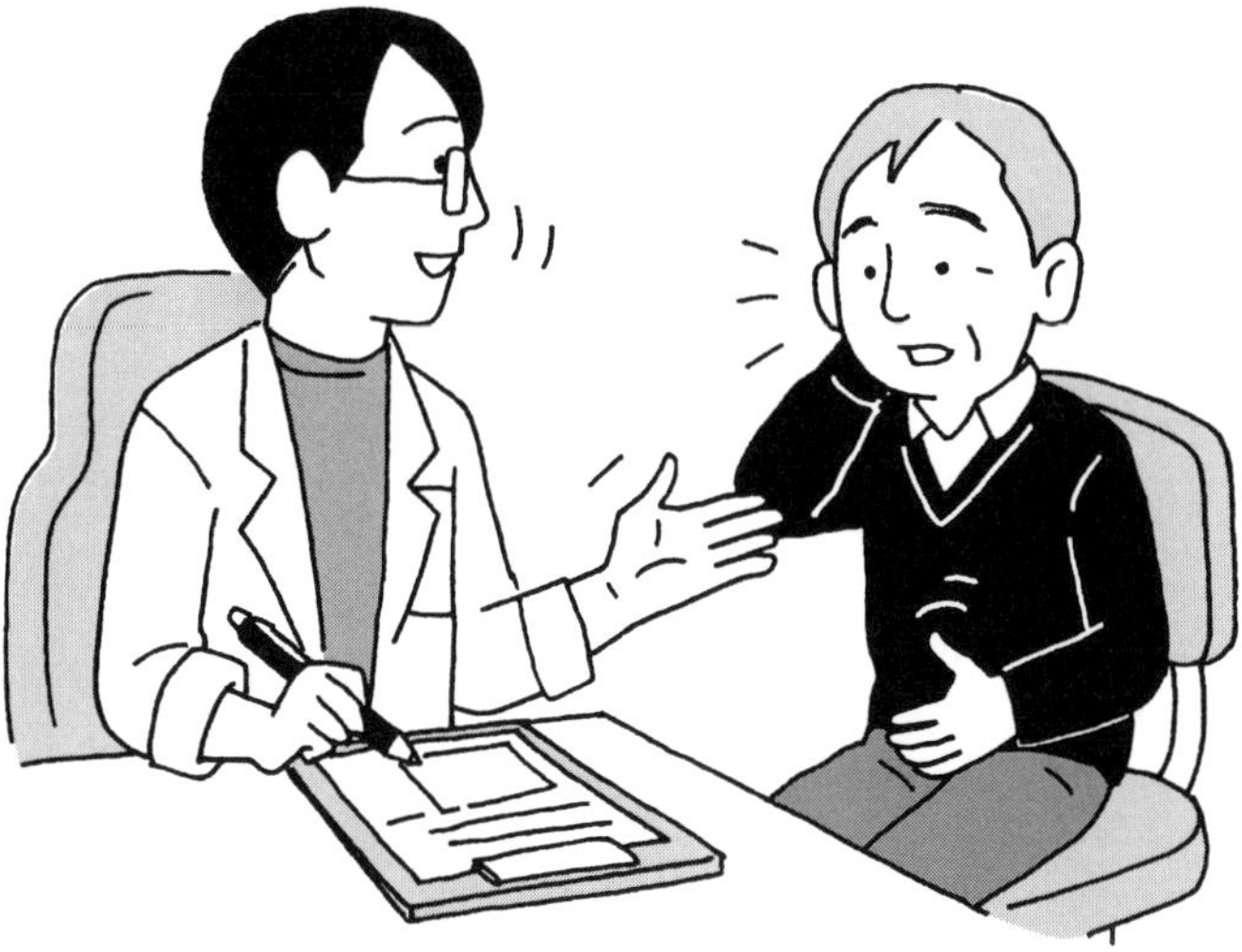

るで鬼の首でも取ったかのように大騒ぎする人がいます。逆に、医師の中には高圧的な態度で、患者さんには一切喋らせない人もいたりします。これでは誰の得にもなりません。
モンスターペイシェントになる方については、それなりの原因がある場合もありますから、ゆっくり話を聞ける場合は解決策も出てきます。ただし、まったく聞く耳もたずに暴力的な関係になる場合には注意が必要です。大切な情報を聞き逃していることもあり、診断や治療が遅れることにもつながります。
診察するときには、アットホームな雰囲気が重要です。症状の細かいニュアンスは患者さん本人が一番わかるわけですから、細かいことでも何でも要領良く話してもらうと医師の医学的知識と併せて正確な診断を早く行なえることにつながります。

診療場面での医学用語

一般の方に医学用語を頻繁に使用して、わかりにくい言葉で説明していると、患者さんは徐々に上の空で話しを聞くことになります。そして、肝心なことが理解できておらずに、後でビックリすることにもなりかねません。

高齢者の方の場合には、難聴や認知機能の問題で理解できていないことも多いので注意が必要です。ちなみに、患者さんでわかりにくいと言われる言葉として、『梗塞《こうそく》、麻痺、炎症、増悪、褥瘡《じょくそう》、イレウス、生検、重篤《じゅうとく》、ショック、頓服《とんぷく》、エビデンス』などがあります。

図33 －わかりにくい言葉

梗塞　こうそく	（血管などが）つまること
麻痺	（手足などが）動かなくなること
炎症	体が異常や損傷に反応して腫れたり赤くなったりすること。体内の防御反応
増悪	病気や悪い状態がさらに進行したり悪くなったりすること
褥瘡　じょくそう	長時間同じ位置で寝たりすることで皮膚が腐ってしまう「床ずれ」のこと
イレウス	腸の動きが止まってしまい、食べ物や飲み物が通らなくなること
生検	病気の診断のために体内から組織や細胞をとって検査すること
重篤　じゅうとく	病気の状態が非常に深刻で危険な状態
ショック	体内の血流が十分に確保されず、臓器が十分な酸素や栄養を受け取れない状態
頓服　とんぷく	必要に応じて一時的に症状を抑えるために飲む薬のこと
エビデンス	科学的な研究やデータに基づいた信頼性のある証拠や根拠のこと

また、医師同士の間では日頃常識的に使われ、最近では一部の患者さんにも広がっている略語に、AF、CKD、COPD、DM、LC、GERDなどがあります。
これらは、
AF（Atrial Fibrillation）：心房細動、
CKD（Chronic Kidney Disease）：慢性腎臓病、
COPD（Chronic Obstructive Pulmonary Disease）：慢性閉塞性肺疾患、
DM（Diabetes Mellitus）：糖尿病、
LC：肝硬変（Liver Cirrhosis）か肺がん（Lung Cancer）、
GERD（Gastro Esophageal Reflux Disease）：逆流性食道炎
となります。
もし、医師の説明で、わかりにくい言葉があったら、その言葉の意味を聞くことが大切です。限られた時間の中ではあまり話せないことも多いです。そんなときには自分の不安を手紙に書いて持っていき、かかりつけ医に見てもらうという方法もいいのではないでしょうか。

臨床では確率が重要

検査には体への負担がゼロで診断精度が100%というものはありません。治療にも100%安全で100%効果があるといったものはありません。しかし、幸いにも人間には自己修復能力がありますから、自然に治癒することも多いと考えられます。

診断の手順

かかりつけ医が病気を診断するとき、まずは症状から考えていきます。症状から病態を考え、病態から考えられる疾患のすべてを考え、その中から患者さんの性別、年齢、体格、職業などを考慮して病気を絞り込みます。

次に、できる限り侵襲性の低い（体にダメージが少ない）検査から行い、それでもわからない場合は侵襲性のある検査も考慮して診断の確率を高めます。

その後、患者さんには考えられる診断名や病態の説明をして投薬などの治療を行います。

このとき、確率は低いけれど、重大な病気が隠れていないかどうかを患者さんと一緒に経過を観察していきます。

人の寿命

人の寿命の限界は１２０歳と考えられています。遺伝子の関係からこれ以上長くは生きられません。取りあえず「１００歳までは健康体」を目指し、元気に人生を楽しむこと、幸福に老いていくことを目標にしましょう。

昨今、ピンピンコロリなど、健康寿命の大切さが取りざたされています。高齢の老人は「早くお迎えが来ないかしら」とよく言われます。しかし、そうは言いつつも、何かしら症状が出てくると不安になり、病気で死ぬことが怖いという方もいらっしゃいます。

重要なことは、患者さんもある程度の医学知識を持ち、「直接死ぬ病気」と「直接は死なない病気」とを分けて考えることです。長く寝たきりにはならず、死の直前まで楽しく健康に生きられるように日々の生活習慣に気を付けながら生活をすることが大切です。

最期の日（死）は、ある日突然やってきます。わからないことに対して過度な不安に陥り、限られた時間の中で神経を使っていてはもったいないです。自分の限界を知り、必要以上に多くを求めずに「足るを知る」ことが大切です。

幸い、１００歳を超えると、この辺りの考えが大らかになり、初めて自分自身の時間が持てるようです。

取りあえず１００歳まで健康な体で「幸福な老い」を目指し、大きな病気にならないように食事、運動、睡眠、ストレスのコントロールなど、日々の生活習慣を大切にしましょう。

おわりに

人が幸せになるためには「過度の不安を取り除くこと」そして「人とのつながりを感じながら心を安心感で満たすこと」だと考えています。

もちろん、生きていくため、生活面での不安を取り除くためには、ある程度のお金は必要になってきます。しかし、お金があればあるほど人は幸せになれるわけではありません。お金を儲けること、必要以上に貯めることだけを目標にしていても、人生虚しさだけが残ります。

狩猟採集時代から始まる人類の歴史の中では、集団を作り、生きるために食べ物を分け合いながら生活をしていました。そのため、私たちは誰かに何かを与えることで満足感や安心感を得るようにできているのです。

過去から現在に至るまで、人とのつながりの中で支え合いながら、誰かに喜んでもらうことで人は幸せを実感します。

●毎日、今この瞬間を真剣に、一生懸命に生き抜くこと。
●周りの人を大切にして、日々穏やかな生活を送ること。
●何事にも興味関心を持ち続け、わからないことや疑問点があれば、一人で悩まずに、周りの人に相談や質問をして解決をすること。
●みんなで支え合いながら、周りの人に対して常に感謝の心を持ち、規則正しい生活習慣を心がけること。

こういった基本的なことが幸せに生きていくための秘訣となります。

一方、どの分野においても言えることですが、自分ではいいと思ってやっていたことが、実は良くない結果を引き起こしてしまっていたということがあります。

反対に、知っていたからこそ最善の選択ができた、ということもあるかもしれません。

特に、医学や健康に関することの中には知らなかった、では済まされないこともあるはずです。

そういった観点から、医学や健康に関する知識を少しでも提供できればと思い、この本を執筆いたしました。

一度きりしかないあなただけの人生です。

正しい知識を持った上で、望ましい選択や行動をしていくことが、後悔せずに幸せに年を重ねるための第一歩です。

誰もが今日が一番若い日です。

もう年だから、とあきらめることなく、今日、この瞬間から人とのつながりを大切にし、自分自身を喜ばせるような生活習慣を心がけること。

家族や友人、周りの人に喜んでもらえることを意識しながら、絶えず興味関心を持ち続けて、常にいろいろなことに挑戦し、残りの人生に向き合ってみてはいかがでしょうか。

そのような生き方をしていけば、日々、年をとることが楽しみになり、自分の人生を最期まで全うできるのではないかと思います。

ここまで読んでいただきありがとうございます。わかりやすく、を意識して書きましたが、まだまだわからない部分もあったかと思います。疑問が残る部分については、ぜひ私たちかかりつけ医にご相談ください。

年を重ねれば誰もが体のどこかに不安を感じます。

そんなとき、健康や病気のことで頼れる人がいれば、必要以上に不安になることもなく過ごせるのではないかと思います。また、頼れる人がいるという安心感も、心身ともに健康な状態を作り出す要因となるのではないでしょうか。

この本を読んだことで、将来「年をとるのが楽しみになった」そして「いい年のとり方ができた」と思える方が、一人でも増えるきっかけになることを願っています。

そして、それが私たちの幸せでもあります。

2023年8月

奥田宣明
奥田明子

幸福《こうふく》な老《お》い

2023年10月5日　初版第1刷

著　者────── 奥田宣明《おくだのりあき》・奥田明子《おくだあきこ》
発行者────── 松島一樹
発行所────── 現代書林
〒162-0053　東京都新宿区原町3-61　桂ビル
TEL／代表　03（3205）8384
振替 00140-7-42905
http://www.gendaishorin.co.jp/
デザイン──── 田村　梓（ten-bin）
カバーイラスト── 亀山鶴子
本文イラスト─── 宮下やすこ

定価はカバーに
表示してあります。

印刷・製本　（株）シナノパブリッシングプレス
乱丁・落丁本はお取り替えいたします。

ISBN 978-4-7745-1975-3　C0047